A Radiestesia e Seu Uso Terapêutico

Um guia para quem quer entender e praticar a Radiestesia

Manoela Costa Lima Valente

A Radiestesia e Seu Uso Terapêutico

Um guia para quem quer entender e praticar a Radiestesia

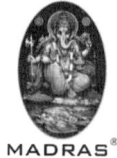

© 2024, Madras Editora Ltda.

Editor:
Wagner Veneziani Costa (*in memoriam*)

Produção e Capa:
Equipe Técnica Madras

Imagem Capa:
Romolo Tavani (ShutterStock)

Revisão:
Maria Cristina Scomparini
Arlete Genari

**Dados Internacionais de Catalogação na Publicação
(CIP)(Câmara Brasileira do Livro, SP, Brasil)**

Valente, Manoela Costa Lima
A radiestesia e seu uso terapêutico: um guia para quem quer entender e praticar a radiestesia/Manoela Costa Lima Valente. – São Paulo, SP: Madras Editora, 2024.

ISBN 978-65-5620-034-7

3ed.

1. Chacras 2. Cura 3. Espiritualidade 4. Medicina alternativa 5. Radiestesia I. Título.

21-96504   CDD-615.85

Índices para catálogo sistemático:
1. Radiestesia: Terapia alternativa   615.85
Eliete Marques da Silva – Bibliotecária – CRB-8/9380

É proibida a reprodução total ou parcial desta obra, de qualquer forma ou por qualquer meio eletrônico, mecânico, inclusive por meio de processos xerográficos, incluindo ainda o uso da internet, sem a permissão expressa da Madras Editora, na pessoa de seu editor (Lei nº 9.610, de 19/2/1998).

Todos os direitos desta edição reservados pela

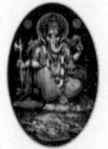

MADRAS EDITORA LTDA.
Rua Paulo Gonçalves, 88 – Santana
CEP: 02403-020 – São Paulo/SP
Tel.: (11) 2281-5555 – (11) 98128-7754
www.madras.com.br

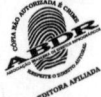

Índice

A Autora 9
Somos Eternos 11
Capítulo I – Introdução à Radiestesia 15
    História 16
    Conceitos 18
        Energia 18
        Polaridades 19
        Vibrações e ondas 20
        Ondas nocivas 21
        Formas geométricas 22
        Cores 23
        Seres e objetos 23
    Sensibilidade e percepção 25
    Raios de ligação 26

Capítulo II – Instrumentos da Radiestesia 29
    Instrumentos 30
        Pirâmide 30
        Dual Rod 40

    Aurímetro 42
    Telerradiador com Yoshua 44
    Bastão atlante 45
    Pilhas 46
    Pedras e cristais 48
    Pêndulos 49

Capítulo III – Efeitos da Prática 59
  Efeitos no atendimento 60
    Controle mental e emocional 60
    Barragem magnética 61
    Choque de retorno 62
  Efeitos, influências e significados 64
    Sons 64
    Palavras 67
    Água 67
    Alimentos 70
    Cores 71
    Significado das cores 72
  Encontrando a cor da personalidade 79
    Pêndulo cromático 80
    Gráfico de cores 82

Capítulo IV – Gráficos 85
  Gráfico "Como Trabalhar" 86
  Gráfico Relógio 87
  Gráfico de Meses 88
  Gráfico "Tipos de Gráficos" 89
  Gráficos de Energias 90
  Gráficos de Caráter 91

Gráfico de 0 a 100 92
Gráfico de 0 a 200 92
    Procedimentos para utilização deste gráfico 93
Gráfico de Ondas Nocivas 94
"O que está no pequeno, está no grande" 95
Como neutralizar energias nocivas 96
Gráficos de Saúde – Gráfico de Polaridades 99
Gráfico de Doenças 100
Gráfico de Outras Doenças 101
Tipos de Tratamento 102
Tipos de Alimentação 103
Gráfico das Influências Desfavoráveis à Saúde 104
Régua de Bovis 105
Outros Gráficos de Saúde 107
    Triglicérides 107
    Glicemia 108
    Colesterol 109
    Para diversos fins 110
Outras representações gráficas 111
Roda da Vida 112
Alta Vitalidade 113
Triluxor 114
Cruz Ansata 114
Gráfico dos Três Círculos 116
Decágono 116
Pirâmide de Kéfren 118
André Philippe 119
André Philippe com Diafragma 120
Diafragma 120

Desimpregnador 122
Triângulo 123
Equilíbrio 124
Cruz Cósmica 125
Nove Círculos 126
Irradiador Energético 127
Espiral Cósmica 128
Desembaraçador 128
Estrela de Seis Pontas 129
Vesica Piscis – Estrela de Seis Pontas 130
Labirinto 131
Proteção Espiritual 132
Turbilhão 132
Turbilhão com Júpiter 133
Turbilhão com Sol 133
Turbilhão com Vênus 134
Misto de Sete Círculos 134
Gráfico dos Mestres 135
Pirâmide Plana 136

Capítulo V – Pentáculos, Pantáculos e Talismãs 137

Pantáculos de Cura 138
Pantáculos de Proteção 139
Pantáculos dos Arcanjos 140
Pentáculos 145

Radiestesia e Ética 147

Mensagem da Autora 149

A Autora

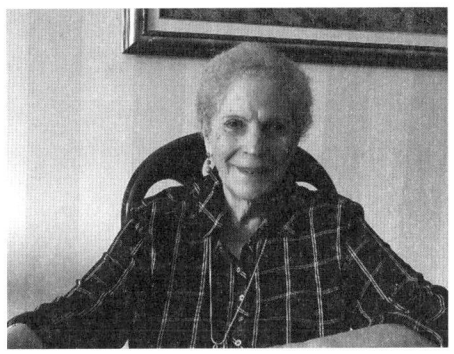

Manoela Costa Lima Valente nasceu em Recife, Pernambuco, no ano de 1931. Aos 8 anos de idade, mudou-se com sua família para São Paulo, onde passou a viver definitivamente. Na juventude, formou-se em Farmácia pela USP e atuou junto ao Ministério da Agricultura como servidora pública federal por muitos anos. Foi lá que conheceu o engenheiro agrônomo – que, como ela, também era servidor público –, Alfredo Costa Lima Valente, com quem se casou e teve quatro filhos.

Desde a adolescência, Manoela demonstrava gosto por estudos científicos e, ao longo de toda sua vida, seguiu sempre à procura de respostas para as grandes questões existenciais e acerca do Universo. Sentia também um chamado muito forte dentro de si para ajudar as pessoas. Essas duas características marcantes de sua personalidade resultaram em uma sede de conhecimento por dois assuntos aparentemente contraditórios: Espiritualidade e Ciência. Em outras palavras, ao mesmo tempo em que sentia a necessidade de ser uma pessoa espiritualizada, não deixava de buscar na Ciência as explicações que lhe faltavam no campo da religião ou da mística. Sua busca constante por uma compreensão mais elevada a levou a trafegar por diversas áreas de estudo, como a Astrologia, a Química, as Teorias de Einstein e a Física Quântica. E foi justamente na Radiestesia que encontrou a junção perfeita desses dois mundos. Contudo, seu interesse pela Radiestesia teve início somente na maturidade. Estando perto de se aposentar, assistiu a uma palestra sobre o tema e dali já saiu com a intenção de dar continuidade aos estudos e se aprofundar.

Ao escrever este livro, que poderá servir como guia e porta de entrada para muitos ao mundo da Radiestesia, Manoela Costa Lima Valente pretende deixar não só o registro de boa parte de seu conhecimento adquirido ao longo desses anos, mas também desvincular o conceito místico erroneamente atribuído a essa área. Reforçando sempre a mensagem de que a espiritualidade e a Ciência podem caminhar juntas para o bem de todos.

Hoje, com mais de 90 anos de idade, quatro filhos, duas noras, quatro netas e 4 bisnetas, Manoela se dedica ativamente à prática da Radiestesia, por meio da qual continua aprimorando a cada dia sua compreensão sobre o Universo, e tem a possibilidade de exercer seu chamado a ajudar as pessoas.

Somos Eternos

Para que possamos dar os primeiros passos, é preciso antes entender o principal conceito que torna tudo na Radiestesia possível: o Universo é composto por átomos, tudo o que está nele é constituído por átomos; o átomo é um campo eletromagnético, portanto, é energia. Sendo assim, entendemos que *tudo* é energia, inclusive nós, humanos. Sem o domínio desse conceito é impossível entender e praticar a Radiestesia.

Há muito além do que os olhos podem ver. Estamos todos mergulhados num mundo de pensamentos, de formas, de objetos, lugares e pessoas, mas, principalmente, envoltos por campos de energia vital que se movem e mutam ao redor do nosso corpo e dele emanam. Além disso, temos em nossa constituição inúmeros elementos químicos (cálcio, ferro, oxigênio, hidrogênio, lítio, enxofre, etc.), e cada substância tem um impacto sobre nosso corpo físico; por consequência, a falta ou excesso interferem em nossas energias (positiva ou negativamente). O mundo externo também reage à nossa interferência e assim seguimos em uma constante troca.

Segundo a Teoria da Relatividade de Einstein, matéria e energia são intercambiáveis, portanto, tudo está interligado, tudo se conecta. As energias não se criam do nada e não se findam, elas se transformam.

A matéria também é uma forma de energia, porém desacelerada, densa ou cristalizada. Assim é nosso corpo físico (material), é transitório – uma casca que se desgasta, envelhece –, enquanto o nosso corpo espiritual (alma/espírito), contido temporariamente em nosso corpo físico, é permanente, não se acaba. É nesse ponto que nossa conversa chega a um patamar mais elevado. Ora, se energias se transformam, intercambiam-se e não se findam, podemos entender que a eternidade é, sim, uma realidade, inclusive para nós humanos, pois somos feitos de energia.

Ao contrário do que possa parecer, esse conceito não é nada novo. Esses fenômenos, tão antigos quanto nosso mundo, estão sendo redescobertos hoje, depois de rejeitados ou ignorados pelo povo ocidental o qual, durante nossa Era, se concentrou em expandir e aprofundar seus conhecimentos científicos, considerando apenas nosso mundo físico.

Há cerca de 5 mil anos na Índia, por exemplo, já se falava da existência de uma "energia universal", a Prana, considerada a origem de toda a vida e que se movia por intermédio de todas as formas de vida. Na Ioga, nascida também há mais de 5 mil anos no Oriente, o homem já buscava o controle de suas energias por meio das técnicas de respiração, meditação e de exercícios corporais, para se manter em estados mais elevados de consciência. Os chineses, há aproximadamente 3 mil anos a.C., já mencionavam o **Chi** ou **Qi**, uma energia vital da qual toda matéria (animada ou inanimada) era composta.

Toda essa interação química, física e energética, atuando de forma tão complexa, nos leva a concluir que nossa estadia neste mundo, neste Universo, não pode ser caótica, finita e acidental. Temos uma função em toda essa engrenagem. Temos um propósito.

Se somos todos campos eletromagnéticos mergulhados em um mar de energias, não apenas somos capazes de senti-las, mas também de interagir com elas e transformá-las. Portanto, podemos transformar a nós mesmos e o mundo a nossa volta.

Infelizmente, as pessoas se preocupam mais com o corpo físico, que é transitório, e se esquecem de que nossa missão aqui é cuidar do espiritual, que é eterno. Muitos desconhecem ou ignoram que existem meios de nos tornarmos melhores, que é possível transformar nosso "corpo espiritual", deixando-o mais sutil, numa frequência mais leve, para que possamos nos elevar e não sucumbir.

É preciso ter sempre em mente que somos humanos, somos parte do Universo e nossa vida não se limita a este mundo material.

Somos feitos de energia, somos eternos.

I

Introdução à Radiestesia

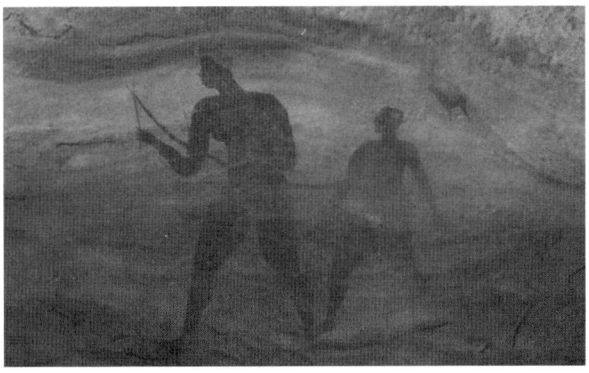

O Que é Radiestesia?

Antes de mergulharmos no universo da Radiestesia, é preciso conhecer um pouco de sua história, de sua origem.

Na foto acima, vemos uma pintura rupestre que pode ser um dos mais antigos registros da prática da radiestesia, é datada de 9000 a.C. e encontra-se no Peru.

História

Comecemos com a definição da palavra "Radiestesia", que é uma junção do latim *radius*, "radiação", e da palavra grega αἴσθησις (*aisthesis*), "sensibilidade", ou seja, sensibilidade às radiações. Radiação, por sua vez, nada mais é do que a emissão de energia por meio de ondas ou partículas. O termo "Radiestesia"

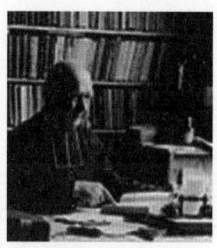

Abade Bouly

foi criado por Abade Bouly (que é considerado o pai da Radiestesia), no fim do século XIX, para definir o trabalho e/ou estudo sobre a medição de energias e radiação através de instrumentos como forquilhas ou pêndulos. Antes disso, usava-se também o termo *rabdomancia*, formado pelos termos gregos ῥάβδος (rávdos) "vara" ou "verga", e μαντεία (manteía) "adivinhação". No Ocidente, as práticas começaram a ser exploradas a partir da Idade Média, mas a história da Radiestesia começou bem antes disso. Há relatos de que 2 mil anos antes de nossa Era os chineses e os egípcios já se utilizavam dessa técnica para encontrar água no subsolo e definir os locais mais propícios para agricultura, criação de animais e grandes construções.

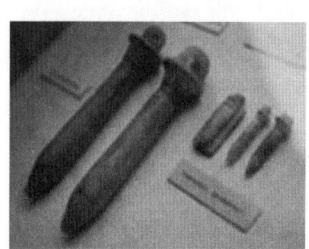

Pêndulos do Vale dos Reis

Os pêndulos mais antigos de que se tem notícia possuem cerca de 4 mil anos e foram encontrados em um dos sítios arqueológicos do Vale dos Reis, no Egito.

A figura a seguir é uma xilogravura que retrata os "caminhantes de vara" em busca de minérios. Foi feita na Alemanha por volta de 1550, por Georgius Agricola, mineralogista e metalúrgico. Publicada em um de seus livros mais conhecidos, o *De Re Metallica – Libri XII* e defendia, já naquela época, o viés científico dos estudos e do uso da rabdomancia e seus instrumentos.

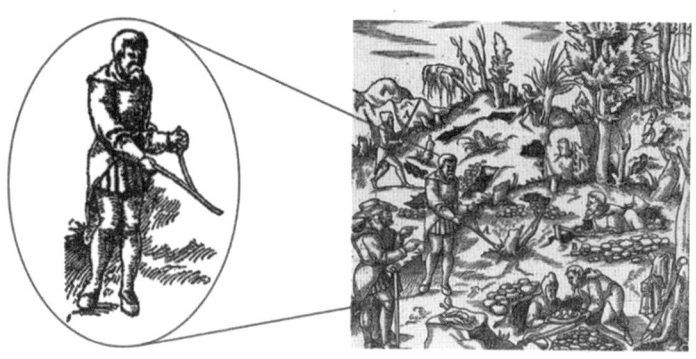

No século XVII, em 1630, cerca de 150 minas foram descobertas por Martine de Bertereau, a baronesa de Beausoleil (primeira engenheira de Minas da França e a primeira mulher a atuar em mineralogia). Em seus registros, Martine descreveu o uso de hastes (forquilhas) na busca por minérios. No século XVIII, cresceu o número de cientistas que passaram a se interessar mais pela rabdomancia. A figura abaixo é conhecida como "um rabdomante em seu ofício", de Pierre Le Brun, e data de 1730 aproximadamente.

Em 1780, dois médicos, doutor Thouvenel e doutor Blenton (praticante da rabdomancia), escreveram o livro *Memória Física e Medicina* no qual discorriam sobre a relação entre a forquilha, o magnetismo e a eletricidade, e reforçavam a necessidade de se estudar essa prática como ciência. Entretanto, a Radiestesia, como conhecemos hoje, passou a se desenvolver e a se consolidar apenas a partir do século XIX, com os estudos e escritos de Abade Mermet, Abade Bouly, Henry de France e Joseph Treyve.

Em 1929, foi criada a "Associação Francesa dos Amigos da Radioestesia", que contou com a participação de renomados cientistas da época. Desde então, esse ramo de estudos vem crescendo muito, principalmente nas áreas da medicina e da psicologia.

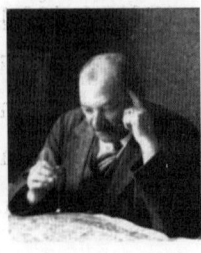
Joseph Treyve

Sem dúvida, temos muitos outros nomes e acontecimentos importantíssimos na história da Radiestesia, porém, para falar de todos eles, certamente precisaríamos de uma obra inteira.

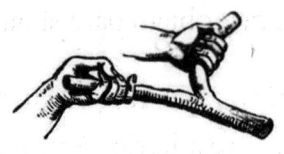

Conceitos

A partir de agora, vamos conhecer alguns termos e conceitos da Radiestesia que são imprescindíveis para entendermos seus fundamentos e como ela funciona.

Energia

Sabemos que o Universo é composto de matéria e energia. A definição de matéria é bem simples: **matéria** é qualquer coisa que tenha massa e ocupe um lugar no espaço. Já energia requer um pouco mais da nossa atenção. Em síntese, **energia** é a capacidade de um corpo (ser ou objeto) de produzir um trabalho, ação, movimento ou mudança. Segundo as leis da Física, a energia não pode ser criada, mas apenas transformada (esse é o famoso Primeiro Princípio da Termodinâmica). Por exemplo, a energia hidráulica pode se transformar em energia elétrica que, por sua vez, pode se transformar em energia térmica, a qual pode vir a se tornar mecânica.

São muitos os tipos de energia e cada um é capaz de provocar fenômenos específicos nos sistemas físicos (na matéria). Um **campo de energia** é uma região onde um tipo magnético, elétrico, ou algum outro tipo de força pode ser experimentado. É o que vemos acontecer quando colocamos um objeto ferroso perto de um ímã. Se o ímã tiver força bastante, e o objeto estiver dentro de seu campo magnético, ele puxará o objeto para si ou o fará se mover.

Nós não enxergamos essa força agindo entre os dois objetos, mas podemos ver o resultado. Assim acontece com outros tipos de energia. Muitas dessas energias, especialmente as mais sutis, ainda não foram completamente compreendidas pelo homem e são poucos os que trabalham conscientemente com elas. Felizmente, com o estudo e a prática da Radiestesia, temos ampliado esse horizonte cada vez mais.

Polaridades

Nosso planeta gera seu próprio campo magnético. Isso ocorre por causa de sua rotação e pelo fato de que o núcleo da Terra é um líquido metálico.

Os polos magnéticos da Terra podem ser facilmente medidos por uma bússola; seu ponteiro apontará sempre para o Norte, exatamente porque temos energias fluindo constantemente entre esses polos nessa direção. Uma bússola é simplesmente uma agulha de metal magnetizada, por isso o campo de energia da Terra consegue atraí-la na direção de seu fluxo. Esse fenômeno é muito importante na Radiestesia.

As boas energias, por exemplo, seguem o fluxo no sentido Norte-Sul, e a melhor forma de "receber" essas energias é se posicionar com face para o Norte. Entre as experiências já realizadas nessa área, podemos citar as feitas inúmeras vezes em leitos de hospitais e aposentos de doentes. Ao mudar a posição das camas dos pacientes para a posição Norte-Sul, observa-se aceleração da recuperação. Plantas e flores também crescem mais fortes se colocadas nessa direção.

O conceito das polaridades era do interesse dos egípcios e já muito utilizado por eles há mais de 5 milênios. A concepção da bússola como a conhecemos, ocorrida no século I d.C., veio confirmar sua validade científica, que antes disso era vista como magia ou superstição.

Vibrações e ondas

Em nosso Universo, tudo o que existe é formado por átomos e tem vibração própria. De acordo com os conceitos da Radiestesia, **não existe vazio**; no espaço entre uma matéria e outra, o que existe é uma série de energias e frequências vibratórias, as quais se propagam e preenchem tudo ao nosso redor.

Se colocarmos um copo d'água numa mesa de madeira e batermos na madeira, veremos pequenas ondas se formando no copo. O mesmo ocorre se esse copo for exposto a um barulho muito alto, veremos uma sequência vibratória na água, de acordo com a frequência da música. Bem, uma vez que nosso planeta é coberto por água, nosso corpo é feito em grande parte por água (70% em média) e a água vibra e é afetada pelas vibrações do ambiente, querendo ou não, tudo o que acontece ao nosso redor pode nos afetar de alguma forma, negativa ou positivamente.

Entendemos, portanto, que tudo o que existe possui uma forma de captar, armazenar e manifestar energias. Além disso, é possível identificar e medir energias, vibrações e ondas que se formam, mesmo as mais sutis, pelo impacto gerado por elas. Na Radiestesia, essas frequências vibratórias são classificadas pelo tipo de onda que emitem: ondas largas, ondas médias ou ondas curtas. E, nesta classificação, quanto mais curta a onda, mais alta sua frequência, portanto, mais penetrante ela é.

Ondas nocivas

Entre os tipos de ondas a que estamos expostos, existem as que chamamos de "nocivas". São aquelas que nos afetam negativamente. Os primeiros a falar formalmente sobre essas ondas, no ramo da Radiestesia, foram os franceses, ainda nas primeiras décadas do século XX. Entre eles temos: Abade Mermet (1866-1937), Antoine Bovis, J. Martial, Léon

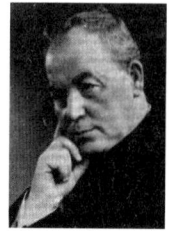

Abade Mermet

Chaumery, André de Belizal, Louis Turenne, Enel, etc. Desde então, muitos estudos foram feitos nesse campo.

Os estudiosos da Radiestesia chegaram à conclusão de que a superfície da Terra está envolta por redes paralelas de forças: uma subterrânea (telúrica) e outra superior (cósmica). Por isso, geralmente em lugares cujo terreno é acidentado (com cavidades ou desníveis), há um desequilíbrio entre essas forças – no sentido de maior força telúrica –, e, quando esta emerge para a superfície, resulta no surgimento das **ondas nocivas**.

O mesmo vale para uma casa construída em local desfavorável (sobre um terreno próximo a córregos sujos, por exemplo), que poderá acumular essas más energias e isso não fará bem aos que nela estiverem. Outros exemplos que provocam ondas nocivas em prédios e residências são: água no subsolo, poças e água parada, esgotos, cemitérios, aterros patogênicos, linhas de alta tensão, correntes de energias elétricas, energias eletrônicas, disposição dos cômodos, energias acumuladas em cantos, falhas geológicas, jazidas minerais, etc.

Formas Geométricas

Cada forma geométrica (quadrado, retângulo, círculo, hexágono, octógono, etc.) possui algum tipo de capacidade de captar ou distribuir energias, sejam elas benéficas ou nocivas. Em casas e edifícios, por exemplo, a posição da construção e seu formato geométrico influenciam, e muito, na circulação, captação e armazenamento das energias.

Dentre todas as formas, o triângulo é a que tem maior capacidade de captar energia cósmica. Cerca de 3000 a.C., os egípcios já exploravam esse conceito. Foi por essa razão que construíram enormes pirâmides como sarcófagos, na tentativa de preservar ao máximo seus corpos. O decágono também é uma forma muito utilizada na Radiestesia, por ser amplamente eficiente na ativação e sintonia dos testemunhos (pedidos) aos quais é aplicada.

Cores

Assim como as formas, as cores também têm suas capacidades de influenciar positiva ou negativamente as energias ao nosso redor.

Na escala de cores, representadas na Radiestesia, temos a seguinte sequência: branco, ultravioleta, violeta, índigo, azul, verde (+), verde (-), amarelo, laranja, vermelho, infravermelho e preto. Cada uma delas com um nível vibracional diferente e que nos afeta de acordo com suas respectivas frequências.

Seres e Objetos

Tudo o que existe é capaz de interagir com energias, desde a torre de alta tensão na sua rua até uma cadeira de madeira em sua sala. E não somente objetos, mas seres vivos (plantas, animais e pessoas) também podem captar e ser fonte de energia; algumas, benéficas, e outras, extremamente destrutivas. É preciso descobrir as que nos cercam.

Voltemos ao exemplo da casa e vejamos alguns itens que podem ser nocivos no ambiente doméstico: plantas, flores, fungos, posição da mobília, objetos impregnados, como quadros, roupas, etc. Certos tipos de plantas, por exemplo, podem ser prejudiciais à saúde, pois são capazes de roubar boa parte do oxigênio de um ambiente fechado durante a noite. É preciso averiguar que tipos de plantas são ideais para se ter dentro de casa.

Diante das ondas nocivas irradiadas por esse tipo de fonte, o resultado é que não ficaremos bem de alguma forma. Decerto já ocorreu-lhe uma situação em que, estando num determinado lugar, ou na presença de alguém, você sentiu desconforto, irritação e inquietude, mas continuou ali, sem dar muita atenção. Entretanto, isso é uma espécie de sinal do nosso sistema nervoso de que algo ali não está favorável, alguma energia ali não é benéfica, pois há emissão de ondas nocivas.

Mesmo as plantas reagem, perdendo a vitalidade diante de radiações hostis, os animais percebem quando o perigo se aproxima e nós, seres humanos, muitas vezes hesitamos diante de uma sensação ou sentimento desagradável, mesmo sem saber exatamente a razão dessa perturbação. Tal sensibilidade está em constante desenvolvimento nos seres humanos, mas a grande maioria das pessoas não se considera consciente dela e, na maior parte do tempo, opta por ignorar o que sente. Para vivermos melhor, temos de desenvolver meios de distinguir e neutralizar nossas energias.

Mas como percebê-las? Como identificá-las?

A resposta está em nossa consciência de sensibilidade e percepção.

Sensibilidade e percepção

A maioria de nós possui naturalmente algum tipo de sensibilidade, mesmo que não a perceba, e essa sensibilidade pode ser desenvolvida e apurada ao longo do tempo. Entretanto, essa percepção do nosso campo energético requer não somente estudo e prática, mas também crescimento pessoal. Nossos pensamentos e sentimentos pessoais igualmente interferem em nosso campo de energia, que por sua vez influencia nosso corpo, e isso acaba por alterar nosso estado de saúde física.

Nós somos o que pensamos. Portanto, se aprendermos a controlar mais nossas emoções e nossos pensamentos, conseguiremos administrar melhor nossa vida e, por consequência, nossa saúde. Como num ciclo, essa dinâmica fortalece nosso campo energético, que é o meio pelo qual chegamos ao interior do nosso "ser mais profundo", o que cada um de nós tem dentro de si: **a Centelha Divina** – nossa Supraconsciência, o "Eu Superior", o "Divino" que há em nós, criados à imagem do Pai, que tudo sabe, o que nos torna capazes de conhecer e fazer parte do todo. Por isso, mesmo que inconscientemente, podemos sentir as energias do mundo ao nosso redor. Sabemos e sentimos muito mais do que imaginamos.

Um bom exemplo da nossa sensibilidade a interferências externas acontece conosco todos os dias, muitas vezes na forma de um "mal-estar" ou de uma dor física, mas também pode se manifestar como alterações emocionais, mentais ou espirituais. Resultados da exposição a longo prazo: impaciência constante, ansiedade, anemia, inflamações e até mesmo doenças, tais como depressão, insanidade ou câncer.

Como já vimos, um desconforto em nosso corpo é uma mensagem direta de que algo não está correto, está fora do alinhamento com nosso verdadeiro Eu. Desse modo, é preciso **afinar nossa sensibilidade** para que possamos diferenciar inquietudes internas/pessoais das sutis informações que recebemos do externo, e isso só se alcança com neutralidade e equilíbrio. Por essa razão, devemos descansar quando nos cansamos, comer quando temos fome, dormir quando temos sono, resolver os problemas que nos aborrecem, e assim por diante. Devemos também parar de limitar a definição do Eu como uma parte separada do todo. A consciência de quem somos nos ajuda a afinar a percepção do todo.

Quanto mais nossa percepção progride para frequências mais altas, mais ligados a tudo ficamos.

Em suma:

Quanto mais saudáveis, mais equilibrados.

Quanto mais equilibrados, mais sensíveis.

E quanto mais sensíveis, mais aptos a praticar a Radiestesia!

Raios de ligação

A Teoria dos Raios foi uma das primeiras formas de se tentar explicar a Radiestesia sem que fosse abordada como um "meio místico". Estabelece que cada corpo emite raios, que estes permanecem conectados e que podem ser detectados por certos instrumentos.

Raio fundamental: descoberto pelo Abade Mermet, o raio fundamental é emitido por todo corpo que irradia uma linha formando um ângulo com a direção Norte-Sul e com inclinação permanente. Sua longitude é proporcional ao peso e a massa do corpo/objeto. Uma moeda pesando dez gramas tem o raio fundamental de dez centímetros de longitude. O ferro, por exemplo, tem o raio fundamental dirigido para o Sul.

Para captar o raio fundamental, usamos a mão esquerda como antena, ou o dedo indicador (também da mão esquerda). Volteamos o objeto até que o pêndulo – que está na mão direita – comece a girar, nesse ponto teremos atingido o raio.

Quando tomamos um remédio, por exemplo, e ele não nos faz bem, é porque o seu raio fundamental não é compatível com o nosso. Para sabermos se o doente e o remédio são compatíveis, colocamos uma foto ou a mão esquerda da pessoa sobre a mesa e, em frente, colocamos o remédio. Com o pêndulo, verificamos se ele faz ligação (a pergunta é feita ao pêndulo mentalmente pelo operador); se a ligação ocorrer, é porque são compatíveis e a medicação fará bem.

Raio de ligação: também chamado de Raio de União, de Testemunho ou de Simpatia. Segundo este conceito, dois corpos da mesma natureza vibratória estarão sempre ligados por meio de um raio. Por exemplo: um pelo ou um fio de cabelo permanecem ligados energeticamente à pessoa de quem foram retirados. Da mesma forma, duas peças de prata, em lugares diferentes num quarto, acham-se ligadas por esse raio. É graças a esse raio que podemos localizar mais facilmente, e até mesmo com precisão, objetos perdidos com ajuda do pêndulo. Se quisermos descobrir um objeto de ouro perdido em uma sala, por exemplo, basta pegarmos algo de ouro com uma das mãos, com a outra segurararmos o pêndulo e, depois disso, andarmos pela sala procurando o objeto perdido. O pêndulo avisará quando estiver próximo ao local.

Raio mental: o Raio Mental é o raio que nos liga a outra pessoa ou objeto. É por intermédio desse raio que o radiestesista percebe a presença de um indivíduo ou encontra um objeto que procura, assim como identifica sua natureza, distância e dimensão.

II

Instrumentos da Radiestesia

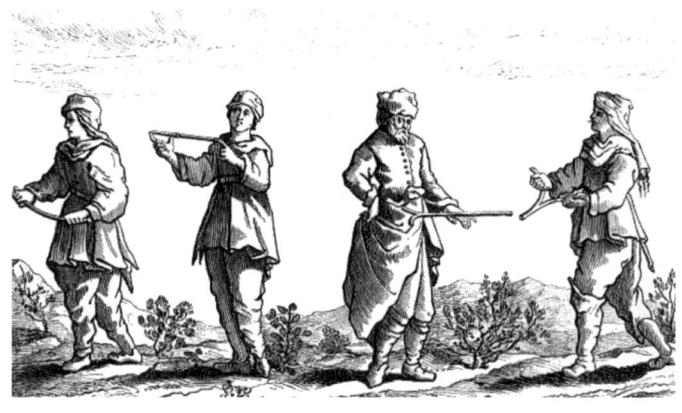

Agora que já entendemos alguns conceitos básicos, podemos dar o segundo passo, que é conhecer alguns dos instrumentos usados pelos radiestesistas.

Pêndulos, forquilhas, bastões, pirâmides, cristais, pilhas, gráficos, metais, etc. A Radiestesia dispõe de uma infinidade de ferramentas que nos auxiliam no dia a dia. Mas você pode se perguntar: Se todos nós temos sensibilidade, percepção e somos naturalmente capazes de sentir essas vibrações e energias, por que precisamos de tantos objetos para o trabalho com a Radiestesia?.

A resposta para essa pergunta virá logo a seguir.

Instrumentos

Todo material ou objeto sólido está cercado e impregnado de energias radiantes, que estão em constante movimento e mutação. Alguns desses objetos podem ampliá-las ou emiti-las com mais intensidade. Os utensílios utilizados no trabalho com a Radiestesia foram feitos especificamente com materiais, cores e formas que nos ajudam a captar, interpretar e potencializar essas energias com muito mais facilidade.

Vamos a eles:

Pirâmide

Comecemos com a **Pirâmide**. Esta é a forma geométrica que tem maior capacidade de captar energia cósmica. A palavra "Pirâmide" vem do grego *Pyr* que significa "**fogo**" e *Amid* que significa "**no centro**", isso porque acredita-se que em sua origem já era considerada e utili-

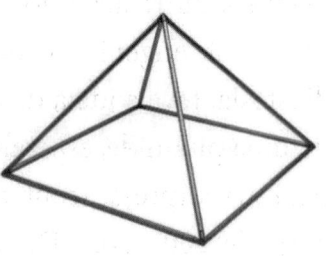

Pirâmide de Cobre

zada como um acumulador ou gerador de energia. Para a Radiestesia, a pirâmide é, ao mesmo tempo, um catalizador, um amplificador e um qualificador de energias, com a capacidade de acumular energia cósmica e anular os efeitos nocivos das energias telúricas.

Em uma viagem ao Egito, Antoine Bovis visitou a Pirâmide de Quéops e observou que na "Câmara do Rei", apesar de ter um ambiente úmido e fechado, pequenos animais como gatos e ratos, que ali haviam morrido, encontravam-se naturalmente mumificados.

Bovis se perguntou se aquilo seria resultado da forma da pirâmide, ou de sua localização, e resolveu fazer experiências para comprovar suas teorias. Construiu uma réplica da pirâmide (proporcionalmente com 75 centímetros de altura) e a orientou no sentido Norte-Sul do eixo magnético da Terra (assim como está a de Quéops). Em uma

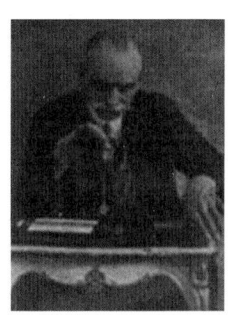

Antoine Bovis

de suas experiências, colocou dentro dela um gato morto e este se mumificou. Era a comprovação que procurava: sua pirâmide deteve a putrefação do corpo e acelerou sua desidratação. Karel Drbal, engenheiro da Tchecoslováquia e estudioso da Radiestesia, teve a ideia de colocar uma lâmina de barbear dentro de uma pirâmide, esperando que ela perdesse o fio de corte. Mas, para sua surpresa, aconteceu o contrário. Drbal chegou a utilizá-la mais de 200 vezes. De acordo com seus registros, houve um processo de desidratação rápida que eliminou toda a umidade entre os espaços microscópicos da lâmina e, além disso, foram destruídos os micro-organismos que prejudicariam a estrutura do metal.

Segundo os conceitos da Radiestesia, isso acontece porque a pirâmide recebe energia, acumula-a em seu interior e, dentro dela, essa energia fica em constante movimento e com muita intensidade.

Energizando a Pirâmide

Para energizar uma pirâmide de proporções pequenas (com 2,5 centímetros de base aproximadamente), basta posicionar a face para o Norte e deixá-la por 20 minutos. Caso seja grande, deverá permanecer por uma hora ou mais. Para descarregar a pirâmide, basta tirá-la da posição segurando-a pelo ápice.

Energia e Cores na Pirâmide

Na pirâmide temos três tipos de energia: Cósmica, Neutra e Telúrica, nesta ordem, conforme figura abaixo:

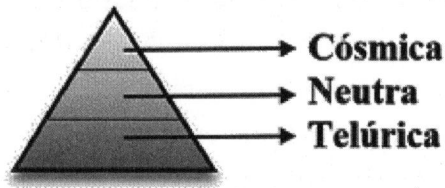

Em 1932, os franceses L. Chaumery e A. Belizal pesquisavam pêndulos ultrassensíveis e de formatos diferentes. Chegaram à esfera, considerada por eles o centro emissor de todas as vibrações. Segundo eles, em uma esfera existem forças eletromagnéticas e, quando uma corrente eletromagnética natural a atravessa por seus polos, as radiações visíveis e invisíveis no centro dela se decompõem, e ali se distribuem suas "rádio-cores" em pontos equidistantes sobre sua superfície. Teremos uma gama completa dos comprimentos de ondas, desde o mais longo (infravermelho) ao mais curto (verde negativo).

A pirâmide recebe energia cósmica pelo ápice, em uma frequência vibratória que corresponde à vibração da cor verde, que vai sendo decomposta em várias cores.

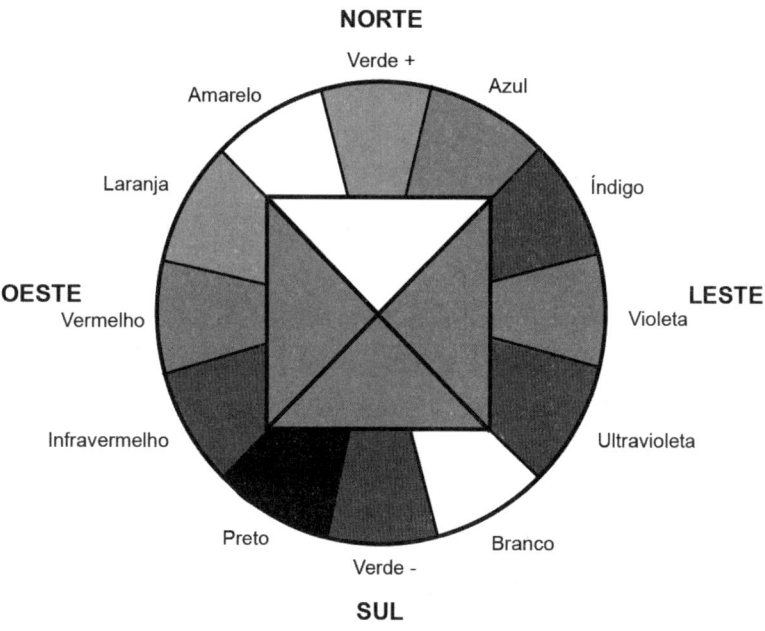

Espectro de ondas de forma na base de uma pirâmide orientada no sentido do eixo magnético Norte-Sul

Embora o gráfico mostre a separação das cores bem demarcadas, no processo real entre uma cor e outra não há uma mudança brusca, a transição é feita lentamente, graduando-se em diversas tonalidades. No Sul, vemos a vibração de ondas mais curtas que temos no Universo: o verde negativo, que, segundo Louis Turenne (engenheiro, cientista e radiestesista), é uma onda ultrapenetrante, portadora das demais. Enel, em seus estudos sobre o verde negativo, afirmou que nele se encontram certas propriedades que podem curar doenças como o câncer, por exemplo.

Uso da Pirâmide

Podemos usar a pirâmide de muitas maneiras e para diversos fins: relaxamento físico e mental; fins terapêuticos, como regenerador energético; meditação e mentalização; energização da água; ajudar em cicatrizações; como analgésico e anti-inflamatório; preservação dos alimentos, etc.

Para comprovar sua eficácia, você pode fazer várias experiências com a pirâmide utilizando carnes, frutas, vegetais ou plantas.

Sugestão: coloque um pedaço de carne no centro de uma pirâmide e, longe deste, fora da pirâmide, ponha outro pedaço igual (para uma pirâmide de 15 centímetros utilizar pedaços de carne de 4 centímetros de comprimento, com 2,5 centímetros de largura e 1cm de espessura). Você verá que, com o passar do tempo, a carne de dentro da pirâmide ficará desidratada, enquanto a de fora apodrecerá.

Com frutas e vegetais

Desidratação: age conforme a espécie do vegetal, ervas podem levar poucos dias, e frutas como maçãs podem levar até três meses.

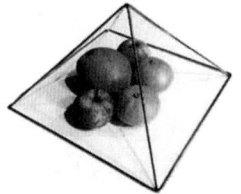

Conservação: se colocarmos uma fruta debaixo da pirâmide e a deixarmos ali por algumas horas, veremos que ela durará mais que as demais não tratadas.

Maturação: o tempo necessário dentro da pirâmide depende do tipo de fruta e de quão verde esteja, geralmente de seis a oito horas é o suficiente. O sabor melhora e, no caso das frutas cítricas, o cheiro picante e a acidez diminuem. No caso de grãos, como o arroz e o feijão, por exemplo, a conservação sob a pirâmide pode mantê-los indefinidamente, sem deterioração e sem perda de poder germinativo.

Plantas: quando colocadas dentro de uma pirâmide (de madeira ou vidro) por duas semanas, antes de irem para seu local definitivo, não somente crescem mais que o normal, como também se desenvolvem mais fortes e robustas.

Minha Pirâmide

Caso ainda não tenha uma, você mesmo pode confeccionar sua pirâmide em casa usando materiais simples, como cartolina, tesoura e cola. Há diversos moldes na internet que são muito fáceis de fazer. A seguir, teremos algumas instruções para um modelo de 10 centímetros.

1. Usando um compasso, traçar uma circunferência, cujo raio seja igual ao comprimento da aresta da pirâmide.
2. Marcar um ponto qualquer na circunferência; a partir desse ponto, e com o compasso aberto no comprimento da base (10 centímetros), efetuar a marcação sucessiva dos outros pontos na circunferência.
3. Unir esses pontos entre si e ao centro da circunferência.

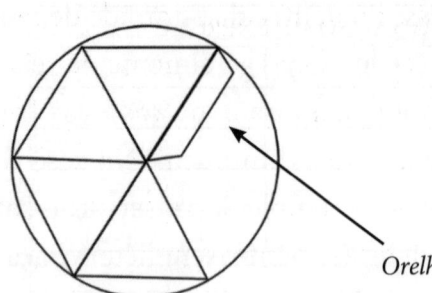

Aresta: 10 x 1,4946 = 14,9 cm
Base: 10 x 1,5708 = 15,7 cm

Orelha

4. Fazer uma tira chanfrada (orelha), para colagem posterior da lateral.
5. Recortar a figura (nas linhas pontilhadas) e fazer as dobras (nas linhas retas).
6. Montar e colar.*

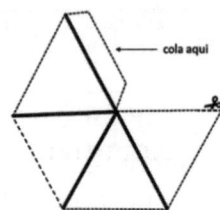

Os efeitos da pirâmide ocorrem devido a sua forma geométrica, entretanto, o material com que é feita interfere na qualidade dos resultados em sua aplicação. O ouro, o cristal e o cobre, por exemplo, têm maior capacidade de captação de energia que a cartolina. Já, a cartolina, capta mais energia que a madeira. Porém, não é porque um material capta menos energia, que será menos importante. Muitas vezes o material com que é feita uma pirâmide é que vai determinar sua aplicação, independentemente do nível de captação.

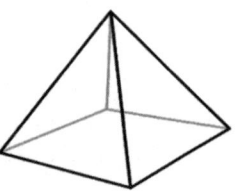

A seguir está uma lista com alguns materiais e seus percentuais de captação de energia:

---
*N.A.: As figuras são ilustrativas, não estão em tamanho real.

CAPACIDADE DE CAPTAÇÃO DE ENERGIA	
CRISTAL	100%
NÍQUEL	96%
CROMO	96%
COBRE	85%
ALUMÍNIO	78%
LATÃO	71%
CARTOLINA	67%
ACRÍLICO	46%
FERRO DOCE	45%
MADEIRA	45%

Importante: Podemos utilizar qualquer material para fazer uma pirâmide, exceto ligas sintéticas, como plásticos ou acrílicos. Também devemos evitar fazê-la na cor preta (pois absorve energia negativa).

Vejamos outros materiais e suas aplicações:

Pirâmide de Cristal: é uma das mais eficazes, principalmente no uso para cura de doenças. Pode ser aplicada em qualquer parte do corpo, com exceção dos olhos. Se colocada sobre o alto da cabeça, levará energia para todo o cérebro e depois para o restante do corpo. É recomendada para combater o estresse emocional. Se colocada na nuca, pode acalmar e proporcionar um sono tranquilo.

Pirâmide de Ouro: usada na região do coração, cria um campo de energia positiva em torno da pessoa e atua como um escudo protetor, chegando a envolver outras pessoas. Por isso, é indicada para problemas de relacionamento (pessoais ou nos negócios).

Pirâmide de Cobre: transforma as energias negativas em positivas. É muito útil em lugares frequentados por muita gente. Restabelece a saúde, combate estresse, doenças reumáticas e problemas cerebrais. Deve ser posicionada sobre a região afetada, ou sobre a cabeça por entre cinco e dez minutos diários. Pode também ser utilizada em atividades de cura a distância.

Pirâmide de Latão: semelhante à de alumínio, porém de ação menos intensa. Pode ser usada para conservação de alimentos e plantas; facilita na aceitação de mudanças e adaptações a novas situações.

Pirâmide de Madeira: é muito útil na cura de problemas físicos, principalmente se construída com madeira de carvalho, cedro ou pinho. Serve também para o tratamento de feridas e diversos tipos de disfunções orgânicas (neste caso, deve-se aplicar diretamente sobre a região afetada durante 15 minutos, diariamente).

Pirâmide de Alumínio: indicada para atividades de relaxamento, meditação, e pode ser usada em tratamentos terapêuticos. A aplicação diária (por alguns minutos) ajuda a desenvolver percepção extrassensorial e combate o estresse.

Pirâmide de Ferro: indicada no combate a fobias. Também para energizar água ou alimentos para pessoas anêmicas, normalmente é colocada sobre o peito ou sobre a cabeça do paciente, entre cinco a dez minutos.

Gerador piramidal: é composto por 20 pirâmides pequenas e agrupadas. Geralmente é feito de resina vegetal com pedaços de cristal de quartzo incrustados em cada uma. Na base é colocada uma placa de cobre, que serve para impedir a dispersão de energia.

Energização da água pela pirâmide

Com uma pirâmide também é possível energizar água potável. A água é capaz de acumular a energia da pirâmide em si mesma e pode ser utilizada para diversos fins.

A seguir, você verá três sugestões muito simples de como energizar a água:

a) Coloque a pirâmide de cristal dentro de um recipiente de vidro cheio de água. O recipiente pode ser também de porcelana ou cristal.

b) Você também pode colocar um recipiente sobre um suporte com uma pirâmide de madeira embaixo, posicionada no sentido Norte-Sul.

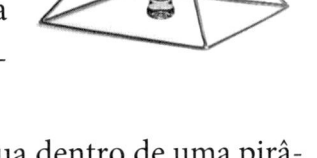

c) Ou coloque um recipiente com água dentro de uma pirâmide vazada (como na figura), posicionando-a na direção Norte-Sul.

Uso da água tratada com a pirâmide

Em plantas os efeitos do uso desta água são muito positivos, elas crescerão mais rápido e mais fortes. Flores, se cortadas e postas em vasos com água tratada, não exalarão mau cheiro e se conservarão por mais dias.

Em relação às pessoas, a água tratada exerce os mesmos efeitos que a própria pirâmide. Beber um copo d´água pela manhã, ainda em jejum, regulariza as funções digestivas e intensifica as energias para o restante do dia. Podemos usá-la para lavar a pele; é revigorante, rejuvenesce e atua como um eficiente bactericida.

Em ferimentos, funciona como um regenerador de tecidos. Se deixarmos a parte lesada submersa ou envolta com um algodão embebido de água tratada durante meia hora, a cura será mais rápida que o normal. Pode ser usada também em irritações oculares e ulcerações da boca.

Dual Rod

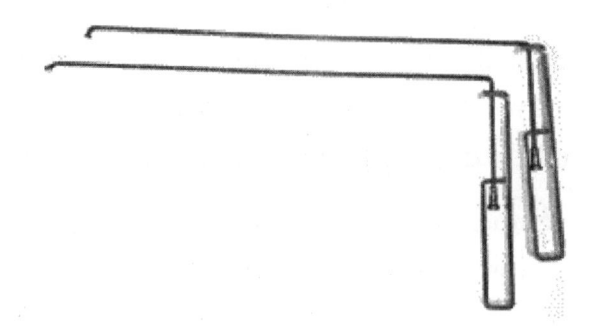

O Dual Rod é um instrumento que nos ajuda a medir campos e fluxos de energia. Consiste em duas hastes com uma "vareta metálica" em cada uma. Essas varetas atuam como antenas e têm movimentos livres que se abrem ou se cruzam.

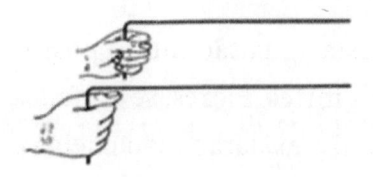

O operador deve segurá-las, uma em cada mão, no sentido horizontal e paralelas uma à outra com espaço médio de quatro centímetros entre elas.

Há mais de 4 mil anos, os chineses já diziam que temos no cérebro cinco microcavidades, por uma delas (chamada chacra coronário ou chacra central) se faz a entrada da nossa energia vital, enquanto a telúrica se faz pelo pé esquerdo. Já a saída de nossas energias deve ocorrer por outras cavidades (frontal, têmpora e nuca). Se a energia vital não estiver entrando pelo chacra central, a pessoa ficará em desequilíbrio e apresentará perturbações. Quando a entrada de energia é feita pelo frontal, por exemplo, a pessoa fica de cabeça baixa, fecha-se em si mesma. Quando entra pela nuca, fica com sono ou insônia, além de sentir dor de cabeça. Entrando pela têmpora esquerda, geralmente ocorrem desvios sexuais; pela direita, a pessoa apresentará pessimismo.

Para descobrir se a energia está entrando corretamente, o operador guiará o Dual Rod ao redor da pessoa que será examinada. Ela deverá se posicionar de frente para o Norte. Os movimentos do Dual Rod vão determinar se o fluxo de energia está adequado. Uma vez que não esteja, para que volte a entrar pelo lugar certo, é preciso que o paciente coloque a língua no céu da boca ou se posicione debaixo de uma pirâmide.

Observação: entre uma leitura e outra, é preciso limpar o Dual Rod com um pano branco.

Aurímetro

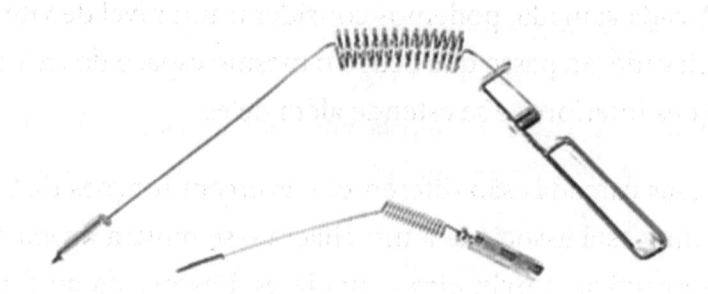

O Aurímetro (ou Auramiter) é o instrumento que utilizamos para medir ou ler a aura de uma pessoa. Mas, para entendermos seu funcionamento, antes é preciso falar um pouco sobre o conceito de aura.

Aura

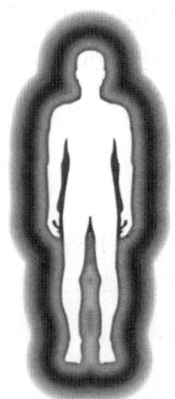

Podemos descrever a aura humana como um corpo luminoso que cerca nosso corpo físico e o penetra, emitindo uma radiação característica própria (como um campo de energia extrafísica que envolve os seres vivos e deles emana). Somos energia e vibramos, e essa vibração é o que gera nossa aura.

A aura se divide em sete camadas. Essas camadas, também chamadas de corpos, interpenetram-se e cercam umas às outras em camadas sucessivas. Cada corpo se compõe de substâncias mais sutis e de vibrações mais altas à medida que se afasta do corpo físico. Dessas sete camadas, as mais densas são mais fáceis de se ver, são chamadas de "camadas inferiores".

A cada camada, podemos considerar um nível de vibração mais elevado, ao passo que ocupa o mesmo espaço dos níveis de vibrações inferiores e se estende além deles.

Essas camadas são diferentes e exercem funções distintas. Cada uma está associada a um chacra e se mostra ligada à sua área respectiva: a **primeira** camada está associada ao funcionamento físico, às sensações físicas, como dor, prazer, etc. A **segunda** associa-se ao aspecto emocional, aos sentimentos. A **terceira** liga-se à nossa vida mental, ao que chamamos de "reflexão linear". A **quarta** camada liga-se ao chacra do coração, associa-se ao nosso amor à humanidade. A **quinta** refere-se à vontade divina, ao poder da palavra, criação pela palavra, responsabilidade pelos atos. A **sexta** camada está vinculada ao amor; esta, porém, se estende além do âmbito humano, abrange toda a vida, todas as formas, e está ligada à manifestação de Deus. E a **sétima** está ligada ao saber, à mente elevada e à inteligência acerca da nossa constituição física e espiritual.

Visto isto, concluímos que temos localizações específicas em nosso sistema de energias para sensações, pensamentos, lembranças, experiências físicas, etc. Se conseguirmos compreender o modo como nossos sintomas físicos se relacionam com cada uma dessas localizações, conseguiremos descobrir a origem de muitas enfermidades, assim como de nossa saúde.

Quando algo não está bem com uma pessoa, esses males refletem em sua aura (cores e vibração). Se pudermos "ler" nossa aura, saberemos mais sobre nós mesmos e, assim, teremos mais ferramentas para elevar nosso bem-estar. Daí a importância do aurímetro, pois essa leitura pode ser feita com ajuda desse instrumento.

Para fazer a leitura, passa-se o aurímetro próximo ao corpo da pessoa e, onde houver problema, o instrumento apontará para dentro, em direção ao corpo. Para verificarmos a reserva de energia de alguém, encostamo-lo em sua nuca e vamos afastando até o aurímetro voltar.

Telerradiador com Yoshua

O telerradiador é uma placa com dois fios de cobre paralelos em espiral (um no sentido horário, outro no sentido anti-horário) com a figura do nome *Yoshua* (o nome místico de Jesus em hebraico) no centro. Esse instrumento é um emissor e potencializador de energias, além de ser capaz de emiti-las para longas distâncias. É usado para pedir proteção, cura de doenças, prosperidade e para potencialização de gráficos colocados sobre ele. Também é usado para energização de objetos como pedras, cristais ou metais. Ele equilibra o campo áurico da pessoa que estiver recebendo a radiação, repelindo as energias negativas.

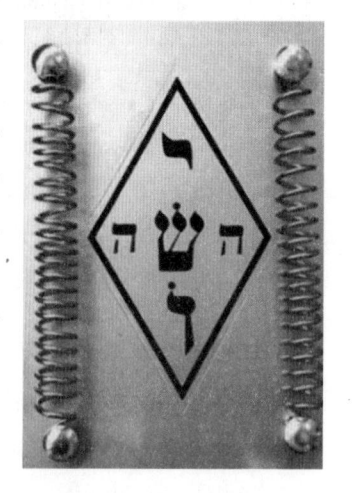

Para utilizá-lo, deve ser posicionado com a parte superior para o Norte, colocando-se o testemunho da pessoa a ser tratada sobre a placa por alguns minutos ou horas, se assim for necessário (chamamos de "testemunho" o seu pedido por escrito, ou uma foto, um objeto pessoal, um fio de cabelo, o endereço, etc.).

Sua ação é tão forte e duradoura que apenas 30 minutos de tratamento podem corresponder a aproximadamente três dias de proteção, uma hora para seis dias, e assim proporcionalmente.

Bastão atlante

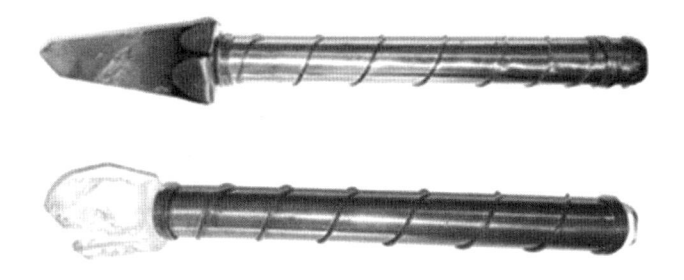

O bastão atlante é feito de cobre e tem na ponta um cristal. Sua função é acumular, potencializar e emitir energia. Sua criação é atribuída à civilização Atlante, que existiu antes mesmo dos egípcios e dos gregos, por isso esse nome. O cobre e o cristal juntos têm uma enorme capacidade de intensificar e transmitir energia a eles direcionada por quem o opera. Sendo assim, o operador é totalmente responsável pelo resultado ou falta dele. Por essa razão, é necessário que a pessoa esteja totalmente entregue, com mente limpa, bons pensamentos e que o ambiente esteja tranquilo.

O operador deve segurá-lo com a mão direita e mentalizar bem o que precisa. Se o objetivo é realizar uma cura, deve-se mover o bastão ao redor do paciente girando em círculos no sentido horário. Deve pensar na energia fluindo do bastão para o corpo do paciente. Pensar na energia do campo magnético da Terra fluindo do chão e fortalecendo a aura do paciente, e nas partículas e ondas de energia do Universo para a Terra projetando-se para ele. Deve mentalizar essa energia positiva atuando para sua cura. Imaginar a luz branco-azulada fluindo em direção ao paciente. É possível que o operador sinta formigamento ou calor. Quanto mais usá-lo, melhor será o desempenho dele.

É preciso ter o cuidado de limpá-lo com álcool e nunca o deixar exposto ao Sol.

Pilhas

Pilha Ankh

Considerado um símbolo sagrado no Egito antigo, o Ankh tem como origem de seu formato o corpo humano (ereto, com as pernas unidas e os braços abertos). Neste instrumento, o círculo é a cabeça (representando o espírito), abaixo temos os braços na horizontal e uma haste vertical (representando a matéria), ou seja, simboliza o espírito sobre a matéria. Os quatro discos em torno do corpo representam os quatro elementos (ar, água, terra e fogo).

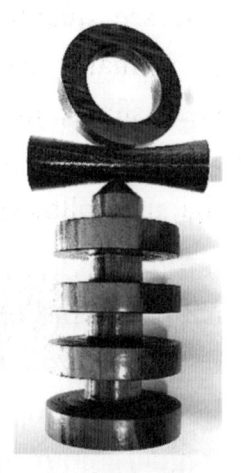

A pilha deve ser posicionada com os braços no sentido Norte-Sul magnético. A energia negativa entra pelo alto do círculo e é invertida para positiva no lado oposto. A energia positiva será ampliada pela pilha e se concentrará na base; ali teremos a energia desejada para o tratamento. O testemunho deve ser colocado logo abaixo da pilha para receber a energia.

Pilha Cósmica

A Pilha Cósmica funciona como uma amplificadora de energias e também é condutora de raios cósmicos. Se a colocarmos dentro de uma pirâmide, ela ampliará a energia e diminuirá o tempo de tratamento de algo na pirâmide. É formada por uma haste e quatro ou mais semiesferas sobrepostas, o que faz aumentar consideravelmente a potência energética. Por isso, quanto mais semiesferas possui uma pilha, maior sua potência. Quando temos um número maior de semiesferas, nove ou 11, por exemplo, temos a possibilidade de mumificar um pedaço de carne. Mas, para tratamentos do dia a dia, uma pilha com quatro semiesferas já é suficiente.

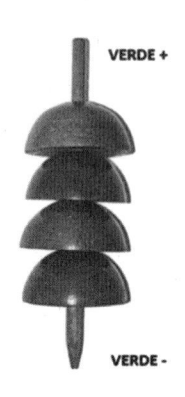

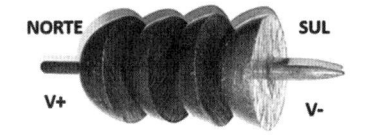

Para usá-la, devemos posicionar a pilha no eixo Norte-Sul magnético; o remédio deve ser posto no eixo central (na saída Sul) e, na mesma linha de direção, coloca-se o testemunho da pessoa.

Em pêndulos

As semiesferas sobrepostas produzem uma amplificação progressiva de ondas magnéticas tão eficaz que seu formato pode ser usado em pêndulos para ampliar sua capacidade de atuação.

Pedras e cristais

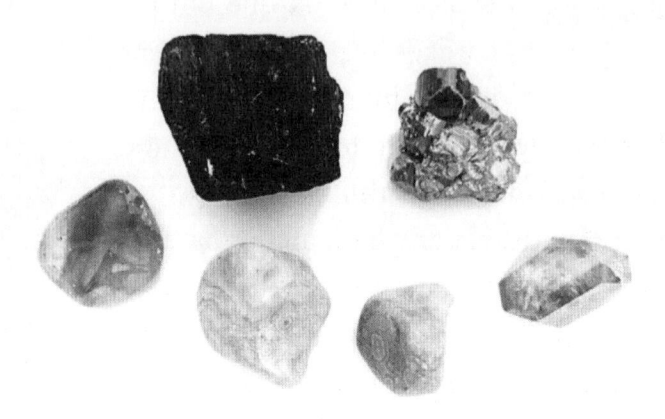

Os cristais são usados para equilibrar as energias. Graças às suas características vibracionais, sempre proporcionam ótimos resultados. Por essa razão, são muito aplicados em conjunto com outros instrumentos, como em bastões atlante, pirâmides e pêndulos.

Em meu dia a dia, costumo usar com mais frequência a Turmalina Negra, a Pirita, o Quartzo, a Ágata Musgosa e a Ametista Roxa (figura acima, nesta ordem). A Ulexita é uma das minhas favoritas, tem uma característica translúcida muito peculiar; entre suas atuações, pode nos ajudar com as habilidades intuitivas e ampliar o que for colocado debaixo dela.

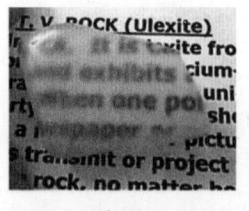

Ulexita

A classificação dos cristais e dos minerais é imensa, por isso minha dica é que você faça uma boa pesquisa para conhecer com detalhes suas funções e propriedades.

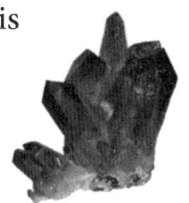

Pêndulos

Um pêndulo nada mais é do que um peso suspenso por um cordão ou por uma corrente. Parece simples, mas é um dos mais sensíveis e importantes instrumentos que temos na Radiestesia. Podemos classificá-lo como um **utensílio de comunicação**, pois é com o auxílio do pêndulo que, conscientemente, entramos em contato com nosso ser mais profundo e, assim, acessamos em nós mesmos uma capacidade de percepção superior aos nossos sentidos. Esses níveis mais elevados de percepção não estão condicionados a tempo e espaço e, embora ainda não tenhamos domínio e compreensão total a respeito dessas forças, graças a muitos estudiosos da Radiestesia, estamos evoluindo cada vez mais.

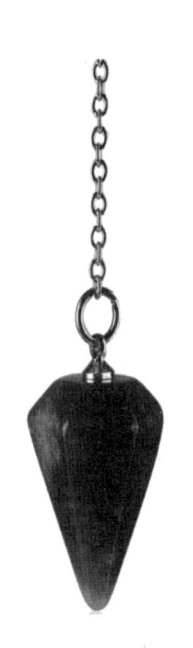

Uma rede de comunicação

Bovis, que fez inúmeras experiências com pêndulos, concluiu que as correntes magnéticas positivas da Terra fluem do Norte para o Sul, enquanto as negativas fluem de Leste para Oeste. Essas correntes magnéticas são capazes de afetar as estruturas existentes na superfície terrestre; portanto, qualquer corpo (inclusive o humano) posicionado sobre o eixo Norte-Sul teria sua polarização alterada (para mais ou para menos).

Albert Abrams, médico americano, publicou em 1922 um livro sobre Radiestesia aplicada na medicina. Nessa publicação, Abrams conta a história de um paciente que o procurou com dores. Ao examiná-lo, notou que um som "surdo" (abafado) vinha de seu abdômen, o que sugeria a existência de um tumor.

O paciente se deitou para um exame mais detalhado, e quando Abrams o apalpou na região onde haveria um suposto tumor, percebeu que não havia nada ali. Intrigado, pediu que o paciente se levantasse, examinou-o mais uma vez e lá estava o som "surdo" novamente. Estando contra a luz do Sol, Abrams pediu que o paciente mudasse de posição, ficando agora de frente para o Norte. Abrams repetiu o exame mais uma vez e eis que o som havia mudado, voltando a se parecer com o som característico, ou seja, saudável.

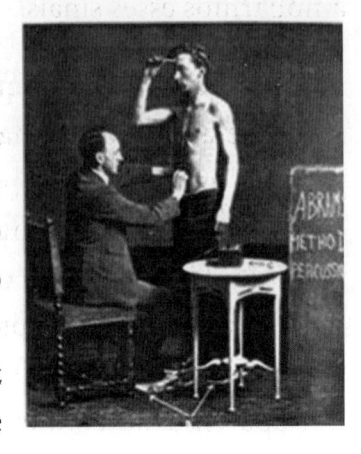

Esse acontecimento despertou o interesse de Abrams, o qual, depois de alguns experimentos, concluiu que o corpo humano funciona como uma espécie de estação de rádio, captando e emitindo mensagens a partir de cada célula, e que o pêndulo era capaz de captar essas radiações e traduzir suas vibrações como positivas ou negativas, neste caso, saúde ou doença.

Ou seja, nosso corpo é capaz de registrar quando estamos em contato com uma energia negativa e nos comunica essa informação através do nosso sistema nervoso, que atua como um computador de altíssima sensibilidade. Se tivéssemos um sistema perfeitamente treinado, não precisaríamos de recursos externos. Infelizmente, ainda não nos desenvolvemos a ponto de decodificar essas informações por completo naturalmente, por isso instrumentos como o pêndulo são indispensáveis para ampliarmos esses sinais.

É preciso ressaltar que não é o pêndulo que sabe as respostas, na verdade é a nossa própria Inteligência Superior que reconhece os sinais e nos comunica por meio do pêndulo. Logo, quando o operador trabalha com o pêndulo, é seu próprio sistema nervoso que faz a leitura. O pêndulo atua como um aparelho de comunicação entre a consciência e o subconsciente, ampliando os sinais recebidos por nosso corpo e traduzindo-os em movimentos, de acordo com os códigos preestabelecidos entre nosso Ser Consciente, Subconsciente e Superconsciente.

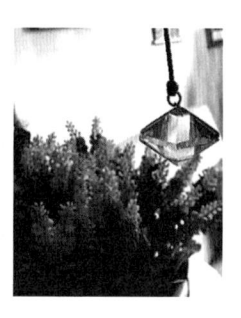

Mas como estabelecer uma linguagem que possa ser entendida pelas duas partes, de modo que o pêndulo se mova e nós possamos interpretar seus movimentos?

Para responder a essa questão, é preciso entender esses três campos em que a mente humana trabalha:

1. O **Campo Consciente** é o campo mental onde estão nossas relações sociais, pensamentos, nossos sentidos físicos (audição, visão, etc.).

2. O **Campo Subconsciente** é onde trazemos nossa memória, nossas experiências, tudo o que já nos aconteceu, desde a nossa criação. Tudo está registrado nele.
3. O **Campo Superconsciente** é o nosso elo com o Criador do Universo, de onde tiramos a força que nos impulsiona sempre para a frente e nos leva a evoluir. Como nosso Criador tudo sabe, nosso Superconsciente, ligado a Ele, tem acesso a infinitas informações, isso inclui o passado, o presente e o futuro, sem limitações de tempo e espaço.

A **mente subconsciente** não é capaz de dar ordens, age somente por sugestão, sempre a partir de fontes exteriores. No caso da operação com o pêndulo, é a **mente consciente** do operador que vai determinar os movimentos do pêndulo e seus significados. Por exemplo, para "**sim**" o operador determina que o pêndulo fará uma rotação no sentido horário, e para "**não**" a rotação será no sentido anti-horário. Isso é o que chamamos de "Programação Subconsciente".

Para isso, use o gráfico a seguir:

Gráfico de Programação

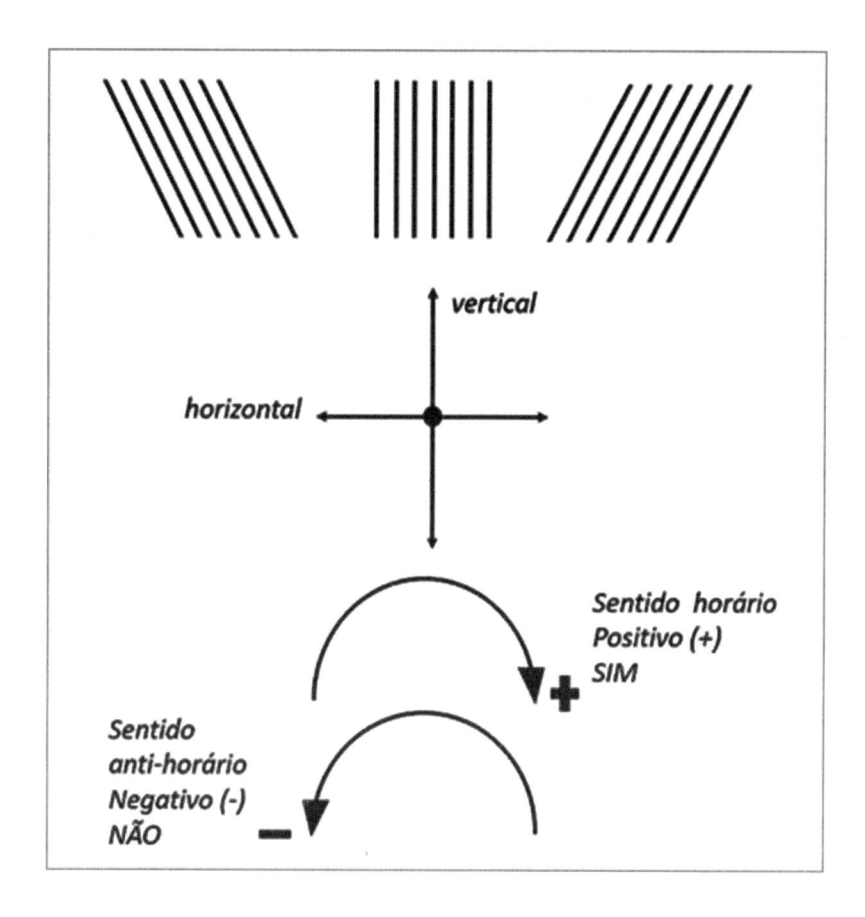

É importante que em nenhum momento haja interferência de nossos pensamentos, opiniões ou sentimentos durante nosso trabalho com o pêndulo. Por isso, depois dessa fase de programações mentais, o iniciante entrará na fase de **Prospecção**, que consiste em aprender a neutralizar o seu pensamento de modo que elimine a influência de sua mente nos resultados.

Paralisando os pensamentos

Há diversas formas de meditação que nos ajudam a paralisar o pensamento, acalmar o corpo e nos manter serenos. É importante aprender novas maneiras sempre que possível. Aqui vai uma muito simples e eficaz: medite mantendo os olhos fechados. Coloque os dois dedos indicadores na testa, na altura do chacra frontal (um em frente ao outro, sem encostá-los), e posicione os polegares nas têmporas durante três minutos.

Qual pêndulo devo usar?

Cristal, metal, madeira, agulha, etc. Existe uma série de opções de pêndulos, cada um com uma particularidade diferente.

Os mais pesados, por exemplo, não sofrem influência do vento; os mais finos e delicados ajudam a apontar mais assertivamente gráficos bem detalhados; outros são de materiais mais resistentes, e assim por diante. Eu, particularmente, gosto mais do pêndulo de cristal, mas cada operador tem seu modelo preferido.

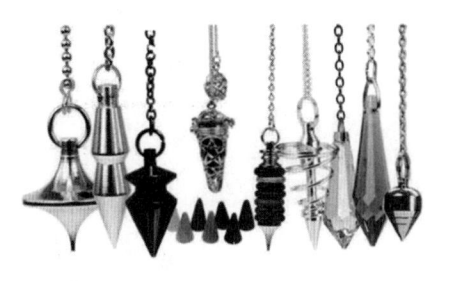

É recomendado que você tenha várias opções que atendam às diferentes necessidades do dia a dia, mas vale lembrar que todos terão sempre a mesma função primordial: ser instrumento de comunicação entre seu consciente e seu superconsciente.

Calibrando o pêndulo

Como já dissemos, cada pessoa (ou objeto) tem uma frequência vibratória própria e cada cor está relacionada a um tipo de frequência, porém uma em especial vibra em todas as frequências, desde a onda mais curta até a mais larga, essa cor é o verde. Por isso, é com ele que vamos "calibrar" nosso pêndulo.

Começamos pela determinação do "**ponto verde**", também denominado como "ponto zero" ou "ponto de energia cósmica".

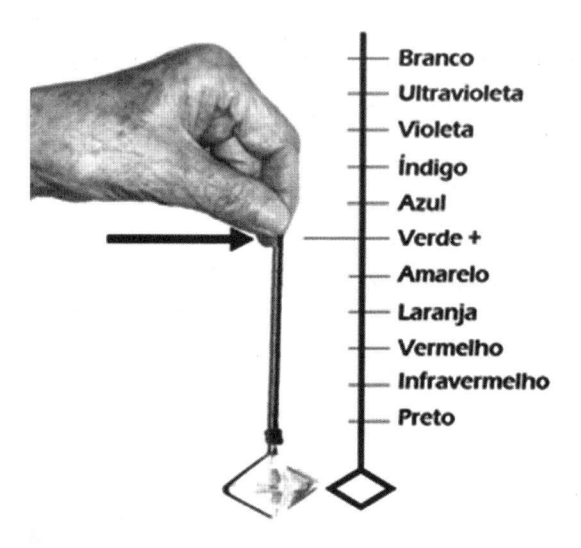

- Branco
- Ultravioleta
- Violeta
- Índigo
- Azul
- Verde +
- Amarelo
- Laranja
- Vermelho
- Infravermelho
- Preto

Posicionamos o pêndulo sobre o ápice de uma pirâmide e o seguramos conforme ilustra a figura. Aos poucos, e cuidadosamente, vamos alterando o ponto de apoio do cordão (para cima ou para baixo). O ponto zero (verde) será exatamente o ponto que estivermos segurando quando o pêndulo girar no sentido horário. É nesse momento que o pêndulo entra em sintonia com a energia cósmica, por isso, é nesse ponto que devemos segurar a linha do pêndulo quando formos trabalhar com ele. As demais cores ficarão a cerca de um centímetro para baixo ou para cima desse mesmo ponto (conforme ordem da figura anterior).

Trabalhando com o pêndulo

Para praticar, você pode usar gráficos de treino, até que se sinta confiante para utilizar o pêndulo de forma efetiva. A seguir, algumas dicas para seu treino:

1. Trabalhar com o pêndulo todos os dias, ao menos por dez ou 15 minutos (usar cinco minutos para relaxamento).
2. Exercitar a mão da seguinte forma: com o punho fechado, abrir os dedos vagarosamente, um de cada vez, por cerca de um minuto cada.
3. No início, manter o mesmo horário e local, sendo o melhor horário para treino o período da manhã.
4. Estar descansado, sem pressa nem tensões.
5. Tirar fotos mentais do corpo e da mesa de trabalho.
6. Apoiar os pés no chão; não cruzar pés, nem mãos, nem pernas. O cruzamento provoca curto-circuito energético.
7. Se possível, fazer os exercícios sozinho, para evitar influência de terceiros.
8. Evitar calmantes e remédios, porque diminuem a sensibilidade do radiestesista.
9. Esfregar as mãos uma na outra durante alguns segundos antes dos exercícios.
10. Neutralizar a mente e não pensar no resultado.
11. Ter paciência, não se preocupar se o pêndulo não se movimentar no início.

12. Não julgar os movimentos iniciais.
13. Buscar desenvolver mais a sensibilidade de todos os sentidos (visão, olfato, tato, etc.), porém o tato com mais afinco; é nos dedos e nas palmas das mãos que se encontram terminais nervosos maravilhosos. Uma dica é fazer uma bolinha de papel e fazê-la rolar entre os dedos. Outra dica é tentar sentir as diferentes temperaturas dos metais.
14. Sempre que possível, virar o rosto para o Norte e se colocar na posição Norte-Sul.
15. Evitar campos artificiais de energia (televisão ligada, rádio, etc.).
16. Regular o ponto zero do pêndulo.
17. É preciso ter cuidado com a remanescência ou impregnação. Quando tiramos um objeto de um lugar, as radiações do objeto continuarão ali por algum tempo.
18. Se o pêndulo não se mexer, poderá ser sinal de cansaço ou de ambiente muito carregado com energia muito forte. A sugestão é que se trabalhe em outro momento.
19. A mão esquerda funciona como uma antena; se não a estivermos usando para nada, é melhor que a conservemos fechada;
20. Para desimpregnar um pêndulo, devemos limpar seu fio com um pano branco ou colocá-lo sobre a terra. Podemos também tocar numa chapa de chumbo com o pêndulo na mão.
21. Adquirir o hábito de fazer anotações antes e depois de cada experiência.
22. Ter confiança de que o pêndulo está correto.
23. Para comprovar se o pêndulo está operando corretamente, peça para que alguém coloque água pura em três copos,

sendo um deles com um pouco de sal. Depois, sem saber qual deles está com sal, segure o pêndulo sobre cada um por um instante; para o copo cuja água está salgada, o pêndulo fará um giro diferente dos outros dois.

24. E, para finalizar, uma dica das mais importantes: **Não se tornar fanático ou obcecado.**

É muito comum que no início o operador em treinamento se encante com o uso do pêndulo e de outros instrumentos. Entretanto, é preciso reforçar que o fanatismo, a obsessão ou o uso exacerbado dos instrumentos causam desequilíbrio, comprometem todo o desenvolvimento do operador e prejudicam o resultado dos trabalhos.

III

Efeitos da Prática

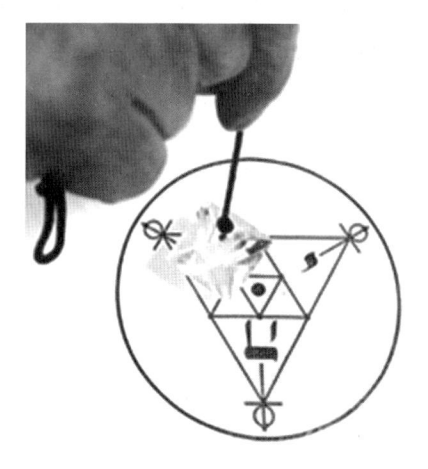

Antes de começarmos a praticar, é necessário que estejamos muito seguros e com plena capacidade de atuação. Não estou falando apenas em relação ao conhecimento dos conceitos ou ao uso correto do pêndulo e de outros instrumentos, mas também a respeito dos efeitos e implicações do trabalho com a Radiestesia.

É preciso que estejamos preparados para lidar com tudo o que essa atividade envolve (seja física, psicológica ou espiritualmente). Por isso, começaremos este capítulo destacando alguns cuidados indispensáveis para o trabalho com atendimentos.

Efeitos do atendimento

Aprendemos que, assim como uma estação de rádio ou TV, o corpo e a mente humana funcionam tanto como "emissores" quanto "receptores" de energias. Ou seja, podemos tanto afetar, quanto ser afetados. Sendo assim, é preciso que tenhamos sempre muita cautela em nossos atendimentos.

A seguir, veremos três dos principais cuidados que, na minha opinião, um bom radiestesista não pode deixar de ter. São eles:

- Controle mental e emocional
- Proteção contra o choque de retorno
- Fortalecimento da aura

Controle mental e emocional

O controle mental e emocional é o grande desafio no trabalho com o pêndulo. Sabemos que, quando há perturbações elétricas na atmosfera (como tempestades e relâmpagos), ocorrem interferências na recepção das ondas de rádio ou TV. Por analogia, podemos admitir que fatos semelhantes ocorrem quando temos problemas de ordem mental ou emocional.

Em um atendimento, por exemplo, um diagnóstico errado ou uma leitura imprecisa podem ter sérias consequências. É preciso ressaltar que estamos lidando com a vida e os sentimentos de outra pessoa. Resolver problemas pertinentes à mente ou a nosso emocional é fundamental para adquirir confiabilidade nas leituras e garantir um bom resultado.

O radiestesista deve se concentrar puramente no objeto, pessoa ou área que pretende focar. Isso requer **disciplina, paciência, equilíbrio, capacidade de foco e autodomínio**. Mas não desanime se isso não for tão fácil no começo, pois com o tempo e muito treino será possível que você comece a medir automaticamente ao pegar o pêndulo. O interessante é que o próprio uso do pêndulo pode nos ajudar a desenvolver essas qualidades. Isso porque, quando começamos a praticar, passamos a buscar essa neutralidade emocional e, com o tempo, vamos de fato ganhando mais controle e descobrindo caminhos mais curtos para nos equilibrarmos. Progressivamente, nossas leituras se tornam cada vez mais exatas, nosso foco mais apurado e nosso estado mental mais estável.

Barragem magnética

Nossa aura está em constante interação com nosso entorno e trabalha como uma espécie de fronteira, de escudo protetor contra forças que possam nos prejudicar ou enfraquecer. Em razão disso, antes de qualquer trabalho, é importante que ela esteja bem fortalecida, para não sermos atingidos por forças negativas.

Hábitos e alimentos saudáveis, ar fresco, contato com a natureza, uso de instrumentos específicos para limpeza da aura (como o bastão atlante, por exemplo) e alguns exercícios de meditação ajudam muito a fortalecê-la.

Sugiro também o seguinte procedimento: com a mão direita, na forma de concha, posicionada à altura do chacra frontal, e a esquerda posicionada na região do peito direito, serenamos a mente e tiramos todos os pensamentos. Tudo isso por três minutos.

No primeiro dia, repetimos isso por seis vezes, no segundo dia por cinco vezes, e assim por diante até fazê-lo apenas por uma vez em um dia. Mantendo esse hábito, teremos sempre a aura fortalecida. Quando a nossa aura está forte, sentimo-nos mais conectados com o mundo, com nosso Eu e com a verdade, além, é claro, de ficarmos mais saudáveis.

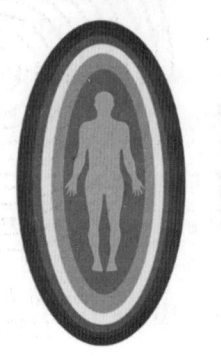

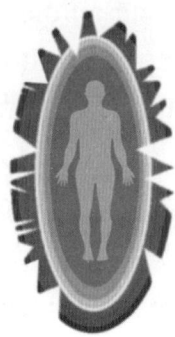

Aura saudável *Aura Enfraquecida*

Choque de retorno

Ao atender uma pessoa, entramos na mesma frequência vibratória que ela, e é assim que conseguimos medi-la. Porém, é por essa mesma razão que ficamos também expostos às suas energias. Chamamos esse fenômeno de "choque de retorno".

Uma das formas de nos proteger é utilizar um gráfico de 11 círculos.

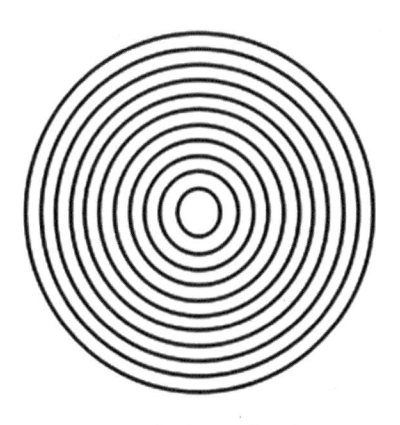

*Exemplo de Gráfico dos
11 Círculos*

Colocamos nosso testemunho no círculo central (o de menor diâmetro), e ali ele deverá permanecer durante o tempo em que estamos atendendo, até o final dos trabalhos.

Importante:

Ao mesmo tempo em que devemos nos proteger para não sermos atingidos pelas energias negativas da pessoa que estamos atendendo, precisamos nos atentar ao que sentimos em relação a ela.

Não devemos sentir medo ou pena de uma pessoa doente ou necessitada que vem em busca de nosso auxílio. Isso pode prejudicar as duas partes, pois esses sentimentos são carregados de energias negativas.

Efeitos, influências e significados

Observamos que mesmo uma pequena parte de algo ou alguém, ainda que separada do todo, conterá as mesmas características energéticas de sua origem. Vimos também que uma representação (nome por escrito, foto ou desenho) carregará consigo as mesmas características daquilo que retrata ou simboliza.

Ainda falando da importância de se atentar aos efeitos que as coisas ao nosso redor têm sobre nós, veremos a seguir outras influências externas que podem nos afetar por sua origem ou seus significados.

Sons

Nossa capacidade de percepção do que está correto ou não ao nosso redor também se estende para o nosso sentido auditivo. Sabe aquela sensação estranha que temos quando ouvimos alguém tocar um violão de qualquer jeito? Compreendemos imediatamente que algo não está certo com as notas, mesmo que jamais tenhamos estudado música. Isso porque cada nota musical é uma combinação de vibrações que geram um determinado som. A junção desses sons chamamos de acordes e a combinação entre eles chamamos de harmonia. Uma falta de compatibilidade entre a combinação dessas notas ou acordes gera uma "desarmonia", que chamamos também de "dissonância". Ou seja, naturalmente sabemos quando algo não soa bem, quando está em desacordo.

Geralmente é natural que também tenhamos aversão a determinadas faixas de frequência, especialmente entre 2.000

e 5.000 hertz, o ruído de uma pedra ou uma unha raspando numa lousa é um deles.

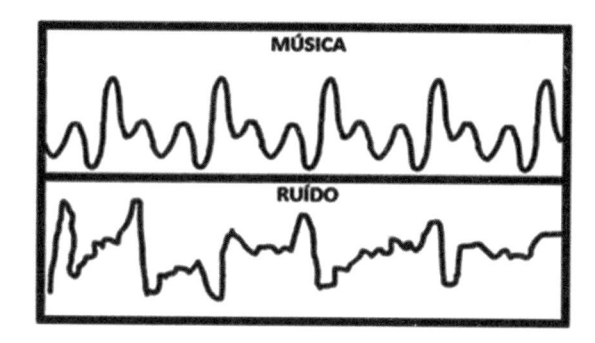

[MÚSICA / RUÍDO]

Diante desses sons dissonantes e ruídos, nosso incômodo não se limita apenas aos ouvidos, às vezes o efeito é tão forte que chega a nos causar mal-estares e até arrepios por todo nosso corpo. Ou seja, são vibrações que reverberam em nós e nos afetam fisicamente.

A seriedade do impacto dessas vibrações é tão real que já foi, inclusive, provada cientificamente. Pesquisadores ingleses, da Universidade de Newcastle, após vários testes, chegaram à conclusão de que certos sons causam uma reação significativa de estresse físico e alterações da condutividade elétrica da pele, por isso podemos sentir em diversas partes do corpo seus efeitos. Alguns sons ativam imediatamente áreas do cérebro ligadas a emoções ou instintos e provocam reações extremamente contundentes. Registraram-se entre as reações físicas mais expressivas: aceleração das batidas do coração, aumento das pupilas, enrijecimento da musculatura e até mesmo elevada produção de adrenalina (como se o corpo fosse colocado em um estado de alerta ou estresse altíssimos).

Esses sons, com frequências muito altas, entram em nós pelos sentidos e nos afetam negativamente porque têm vibrações extremamente discrepantes de nossa faixa vibracional normal. Isso explica por que é muito comum ouvir alguém dizer que não suporta um determinado tipo de música ou voz, podendo estar relacionado à "harmonia de vibrações" daquele estilo que talvez não seja compatível às vibrações da pessoa em questão.

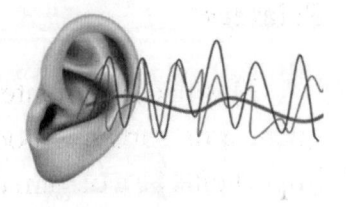

O curioso é que todos nós sempre soubemos disso naturalmente sem nos dar conta. Tanto isso é verdade que, se estamos relaxados, buscamos ouvir músicas suaves; se estamos animados, escolhemos músicas agitadas; e, se estamos sofrendo por amor, certamente nos identificaremos com músicas românticas. Isso acontece porque essas músicas foram feitas com esse exato propósito ou por pessoas que se sentiam dessa mesma forma quando as compuseram; portanto, têm a mesma faixa de vibração que nós nesses momentos.

Sabendo disso, é fácil entender por que a música pode ser usada como terapia. Se estamos nervosos ou agitados demais, podemos buscar músicas mais suaves e relaxantes (com frequências benéficas), assim nos condicionamos a entrar na mesma faixa de vibração que elas e nos acalmamos. Da mesma forma, uma música com uma "vibração nociva" (como uma composta por uma pessoa cheia de ressentimentos ou raiva, por exemplo) poderá nos fazer migrar de um estado de espírito bom e saudável para um negativo e prejudicial.

Palavras

Mas não é somente a harmonia de uma música ou sua frequência de sons que podem nos afetar, a letra também é muito importante. Se a origem da letra for negativa, certamente terá efeito negativo sobre nós, independentemente do ritmo da música. Da mesma forma, se uma palavra (ou frase) for dita para ofender alguém, estará carregada de energias nocivas, oriundas de quem a disse com essa intenção. A chave, como vimos, está na origem ou em seu significado; logo, o mesmo que ocorre com a palavra dita, ocorrerá com uma palavra escrita, seja ela em cartas, bilhetes, livros, etc.

Água

Masaru Emoto, autoridade em medicinas alternativas formado em Ciências Humanas pela Yokohama Municipal University e pela Open International University, sempre foi um entusiasta nos estudos sobre a água. Estudou profundamente os conceitos da "água em microclusters" e "tecnologia e análise de ressonância magnética". Nos livros *O Verdadeiro Poder da Água* e *Mensagens Ocultas na Água* (este publicado em mais de 24 idiomas), Emoto revela o resultado de inúmeras experiências que fez. Em uma delas, ele queria comprovar se a água era capaz de reagir às palavras e sons que lhe eram direcionados.

Emoto colocou água da mesma fonte em dois frascos iguais e em mesma quantidade, porém, em um deles, colocou um rótulo com a palavra OBRIGADO e no outro um rótulo com a frase SEU IDIOTA. Depois, congelou-os simultaneamente, no mesmo local, sob as mesmas condições. Após algum tempo, com câmeras e lentes especiais, Emoto fotografou o resultado.

Como se fosse capaz de "ler" o que estava escrito no rótulo, a água do frasco com a palavra OBRIGADO gerou lindos cristais hexagonais, enquanto a outra formou apenas cristais fragmentados. A palavra ÓDIO também foi testada e o resultado foi impressionante.

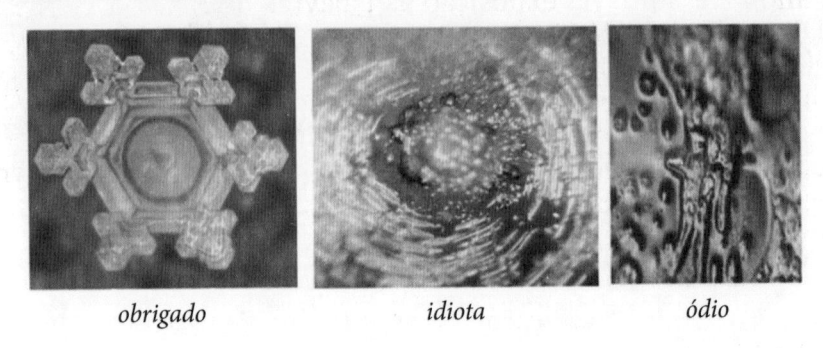

obrigado   *idiota*   *ódio*

Emoto continuou os testes usando uma série de palavras de significados opostos para cada duo de frascos. Palavras como "bom" e "mau", "feio" e "bonito", "paz" e "guerra", e assim por diante. A água, quando exposta a palavras positivas, em todos os casos, só formava cristais bem definidos, como podemos ver nas imagens a seguir.

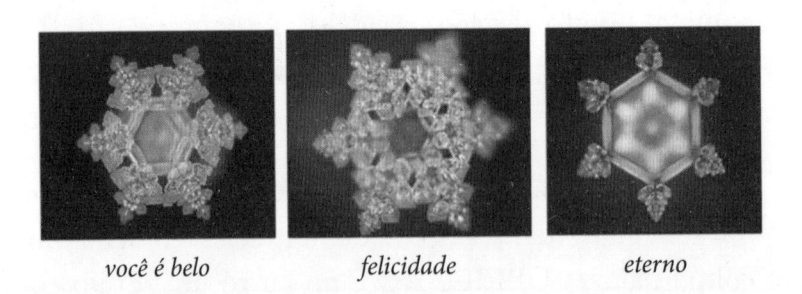

você é belo   *felicidade*   *eterno*

Mais tarde, Emoto ampliou sua pesquisa, usando palavras em outros idiomas, para saber se a água reagiria da mesma forma. Para sua surpresa, descobriu que sim. A partir disso, concluiu que a **essência** da palavra era "compreendida" pela água de alguma forma, não o modo como foi escrita, mas o seu **significado**.

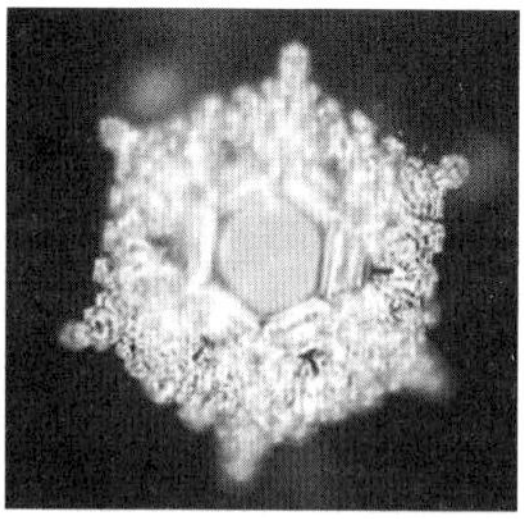

Um dos resultados mais belos, segundo ele, foi o da exposição às palavras **amor** e **gratidão**. "Nunca me esquecerei do quanto fiquei emocionado quando vi este. Espero que possamos viver a vida toda cheios de amor e gratidão", disse ele ao apresentar esse registro.

Abaixo, a modificação da estrutura da água antes e depois de uma oração, e o resultado da exposição à "Sinfonia Pastoral de Beethoven" na terceira foto.

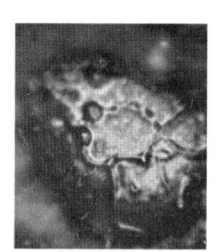

antes de uma oração 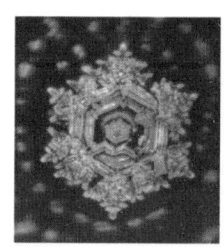   *depois de uma oração* 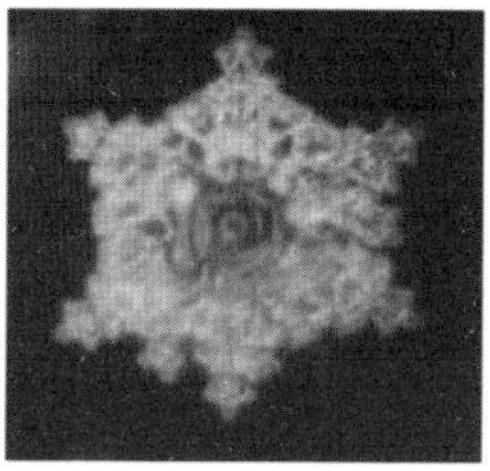   *música de beethoven*

Outra experiência de Emoto foi expor recipientes com água entre dois alto-falantes transmitindo músicas em uma sala. A água dos recipientes expostos a músicas tocadas por orquestras apresentou uma formação de cristais complexos, enquanto a água exposta a músicas terapêuticas e relaxantes apresentou belos cristais. Algumas músicas mostraram resultados negativos, como Heavy Metal com letras maléficas, por exemplo.

As experiências de Emoto me fazem lembrar do que já foi dito aqui: "cerca de 70% do nosso corpo é constituído por água". Isso nos dá algo para pensar, não é mesmo? A influência dos significados é maior do que imaginamos, por isso é bom que nos atentemos mais ao que ouvimos, que busquemos sempre falar, ler e escrever sobre coisas boas, e que nossas palavras sejam sempre de otimismo, de amor e de paz.

Alimentos

Sabendo que a água reage a sons e palavras a ela direcionados, podemos imaginar seu efeito em nós quando a bebemos. Nesse aspecto, o alerta se estende a tudo o mais que bebemos e comemos.

Pensando nisso, Masaro Emoto realizou alguns experimentos também com alimentos. Em dois potes iguais, colocou uma porção do mesmo arroz cozido e os fechou. No primeiro pote, colocou um rótulo com a palavra IDIOTA e, no segundo, fixou um rótulo com a palavra GRATIDÃO.

É nítida a diferença entre os conteúdos depois de alguns dias. O pote cujo rótulo trazia a palavra IDIOTA, de significado negativo, obteve um alto nível de putrefação do alimento em relação ao outro, cujo rótulo trazia GRATIDÃO, uma palavra de sentido positivo.

É muito fácil pesquisar na internet alguns dos experimentos feitos por pessoas comuns, inspiradas por Emoto, utilizando as palavras *love* (amor) e *hate* (ódio). Os resultados são exatamente iguais aos obtidos por Emoto em suas experiências. Você também pode fazer o teste em sua casa.

Não restam dúvidas. É indispensável que a água e os alimentos que consumimos sejam carregados de boas energias. Uma dica para garantir sua positividade é agradecer e bendizer o que comemos e bebemos diariamente, com muito amor e gratidão.

Cores

Da mesma maneira que com a música, com os sons e as palavras, acontece também no campo visual com as cores. Elas nos influenciam, e muito.

Para muitos, a escolha de uma cor pode parecer meramente casual, mas a própria Física nos explica que cada cor tem um tipo de radiação eletromagnética, algumas de ondas mais largas (como o vermelho) e outras com ondas mais curtas (como o violeta). Suas vibrações podem ser captadas por certos equipamentos, e igualmente por nossa mente e nosso corpo, pelos olhos e pela pele, por exemplo.

Ao percebermos uma cor, podemos absorvê-la e interpretá-la naturalmente de acordo com sua vibração. É por isso que certas cores em determinados ambientes ou objetos nos causam estranhamento. Se entrarmos em uma sala escura, com paredes, teto e chão pintados de preto, por exemplo, teremos a sensação de que se trata de um ambiente pequeno e, se permanecermos muito tempo lá dentro, é possível que sintamos sensação de abafamento e até sufocamento. Esse ambiente também será mais suscetível a apresentar mofo e fungos se permanecer fechado. O oposto ocorre com um ambiente de paredes, teto e pisos brancos; a sensação de amplitude é maior e raramente sentiremos sensação de abafamento.

Outro exemplo dessa percepção natural se dá quando produzimos ou compramos roupas e brinquedos para uma criança, certamente escolhendo cores alegres, vibrantes. Para um bebê, escolheremos cores suaves; para um museu ou espaço de meditação, a tendência é optarmos por cores mais neutras.

Além disso, sabemos que, se nos concentrarmos muito em algo, somos capazes de entrar em sintonia com sua faixa de frequência. Isso vale igualmente para as cores. Por isso, a cromoterapia tem obtido cada vez mais sucesso e mais pessoas têm reconhecido seu valor.

Significado das cores

No espectro de cores visíveis, temos sete cores: vermelho, laranja, amarelo, verde, azul, índigo e violeta.

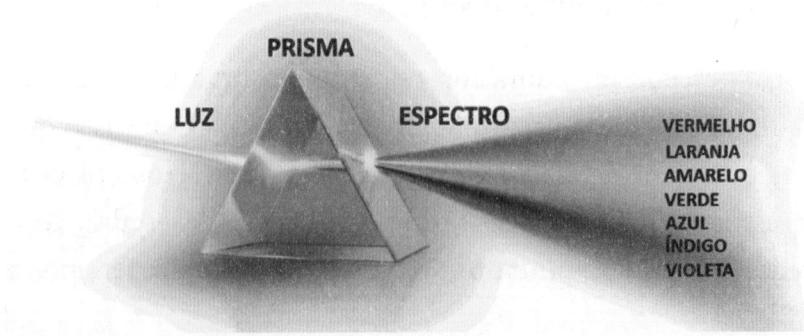

Assim como as cores, nós também emitimos vibrações próprias, correto? Então, nossa personalidade e nosso estado emocional vibrarão predominantemente de acordo com uma respectiva cor. Isso é o que chamamos de "**cor da personalidade**".

Vamos ao significado de cada uma delas!

Começaremos pelo **Vermelho**, que possui a maior extensão de onda entre os raios do espectro. Está relacionado com o campo material do homem e representa energia física. Tem efeito vitalizante, é revigorante e mantém a adrenalina em fluxo, por isso pode ser empregado quando estamos abatidos. Você mesmo pode fazer a experiência: em um dia em que estiver se sentindo cansado, concentre-se na cor vermelha, ou coma mais alimentos dessa coloração.

O vermelho é uma cor quente, tem características de liderança, autoafirmação; logo, as pessoas que vibram nesta cor precisam seguir com seus próprios pés, afirmar sua personalidade, e não costumam ser seguidores. São extrovertidas, decididas, gostam de viver a vida em plenitude, de experimentar, de vivenciar, e são muito ligadas à sua sexualidade e seus desejos. É uma cor que combate a depressão e o desânimo, mas, por estar na extremidade do espectro, tem a tendência para os comportamentos extremos. Ou seja, sem os "freios" adequados, quem vibra no vermelho pode se tornar ambicioso, impulsivo e até mesmo bruto ou violento.

De natureza emocional, está ligada à paixão e à temperamentos intensos. Sem a devida descarga de emoções, a pessoa nesta faixa pode sofrer grande tensão nervosa. Ao mesmo tempo, é uma cor aguerrida, que impulsiona para a frente, com coragem e força.

Laranja é uma cor secundária, está entre o vermelho e o amarelo no espectro, por isso apresenta características dos dois. Está relacionada tanto com o físico (vermelho) quanto com o intelecto (amarelo). Sendo uma cor quente, também é revigorante, estimula os nervos, ajuda a remover medos e inibições, exaltando o sentido de liberdade. É indicada para quem se sente indeciso, incapaz de lidar com desafios, temeroso ou impotente.

Quem vibra nesta cor tem tendências a ser vigoroso, emotivo, porém racional. É confiante e genuíno, sempre buscando a verdade; suas ações são ponderadas tanto na razão quanto na emoção. É comum ter momentos de desequilíbrio, pois o laranja tende a ir até os extremos de seus dois vizinhos (amarelo e vermelho). Por essa mistura incomum, o laranja precisa buscar o equilíbrio, embora tenha dificuldade de encontrá-lo. É facilmente afetado pelo que os outros dizem e pelo ambiente ao seu redor. Essa sensibilidade pode fazer com que sua imaginação viaje entre pressentimentos e desconfianças. Em contrapartida, tenta sempre ver os dois lados de uma situação e pode ser muito persuasivo e argumentativo em defesa de algo.

Forte e inteligente, seu principal poder é reunir informações e usá-las a seu favor. Porém, esse mesmo senso crítico, se jogado contra si mesmo, pode levá-lo a se autodepreciar e a se tornar inseguro.

Com o **Amarelo** já não temos mais as características instintivas das duas cores anteriores. Esta cor está relacionada diretamente ao intelecto. Relaciona-se com aprendizado e desenvolvimento. É uma cor alegre e otimista, do autocontrole, do discernimento, da visão de futuro e que estimula as faculdades mentais.

Por outro lado, quem vibra nesta cor é atraído pelo mundo da fantasia, dos sonhos de grandeza, e se enfadonha com facilidade diante da realidade, de rotinas ou com tarefas que exijam muita concentração. Precisa expressar sua criatividade e sua personalidade, porém sem a impetuosidade do vermelho. Pode desenvolver grande talento em qualquer área que escolher, mas pode ser compulsivo e apresentar dificuldade de levar suas tarefas até o fim. É comum ter muitos projetos inacabados e abandonados. Gosta de ter liberdade em suas ações; se não tiver, ele se gastará com lamentações. Às vezes, é impaciente, mas gosta mais de dar do que receber. Seu brilho e sua personalidade radiante atraem admiradores, por isso pessoas que vibram no amarelo estão sempre rodeadas de amigos ou de pessoas que querem se aproximar. Deseja ser admirado e dá valor ao prazer. Pode ser muito inspirador. Geralmente é bom orador, comunicador, tem facilidade com as palavras e sabe usá-las com imaginação. Porém, toda essa inteligência, sem discernimento, pode levá-lo a cair no egoísmo e na defesa acirrada de suas opiniões, podendo assim se tornar tirano ou dominador.

Verde é a cor da natureza e da harmonia. Está no meio do espectro, por isso se liga à paz, serenidade e concordância. Enquanto o laranja busca pelo equilíbrio, o verde é o equilíbrio por definição. Aqui temos a harmonia entre o material, o espiritual e o físico. Relaxante, refrescante, agradável, é indicada para acalmar os nervos e a tensão dos músculos. Além de ser considerada uma cor de cura.

Quem vibra nesta cor tende a ser determinado, eficiente, esforçado e de muita consciência. Cuidadoso e atento aos detalhes, geralmente termina as tarefas que os outros deixam pela metade. Assim como a natureza em si, gosta de ordem, de rotinas e regras, por isso precisa tomar cuidado para não se tornar muito rígido. Existe no verde o desejo de nutrir, desenvolver-se, aprender e ensinar. Porém, às vezes pode demonstrar certa superioridade quando se trata de um assunto que domina. Mas não é por mal, o verde quer que tudo esteja em seu devido lugar e sabe que é bom no que faz. Quando sua segurança e estabilidade são ameaçadas, pode reagir fortemente.

Os que vibram nesta cor são dignos de confiança, têm relacionamentos sólidos, buscam segurança, gostam de impressionar os outros e serem elogiados. Muitas vezes são tradicionalistas e podem não ser nada abertos a mudanças, gostam das coisas a seu modo e podem ser controladores. Em contrapartida, terminam o que começam, constroem fundações para a vida toda, são primorosos, sérios e muito competentes.

Com a cor **Azul** nos afastamos do físico e ingressamos nos aspectos espirituais e mais profundos do existir. Aqui a superficialidade do material dá lugar à profundidade da fé. O azul está ligado à paz de espírito, calma e tranquilidade no agir e no sentir. Embora sereno, aquele que vibra nesta cor não se acomoda ou se acovarda, tem facilidade para lidar com diversas situações e adversidades ao mesmo tempo. Busca a verdade e se aprofunda; é confiável, calmo, mas procura evoluir. É confiante, porém sem egocentrismo. É sábio, mas sem soberba.

Motivado por uma curiosidade natural, o azul está sempre aberto a aventuras e novas experiências, aprende lições e se adapta a mudanças. Não se prende ou se limita, ele expande. Raramente sente dúvidas. Mas, se sua fé for abalada, pode cair na negatividade. Sem estímulo, corre o risco de se tornar apático, preguiçoso e acomodado. Com excessos, pode se tornar irresponsável, caprichoso, impaciente ou instável. Tem muita esperança no bem. Gosta de ajudar pessoas que estão perdidas, desesperadas ou buscam um propósito. Sua força não está no intelecto ou no físico, mas no espiritual, em sua alma. Contudo, pode confundir fé com superstição, se não se aprofundar.

Naturalmente é um pacificador, devoto do bem, da paz e da esperança. Se concentrado em seu lado pacífico e elevado, o azul pode progredir e inspirar outros a viverem melhor.

Índigo (ou Anil) é uma cor ligada à nobreza de espírito. Tem muitas semelhanças com o azul, entretanto, com aspectos menos espirituais e mais humanos, físicos. O índigo é uma cor que nos ajuda a aliviar a mente dos medos, frustrações e inibições.

Pessoas que vibram nesta cor estão mais propensas a atuar com arte, filosofia e ideais nobres. São espiritualistas, têm intuição desenvolvida e muita percepção. Geralmente compreendem com mais profundidade as realidades em torno de uma situação. Embora possam ser acusados de serem pouco realistas por aqueles que não possuem o mesmo nível de sensibilidade, os índigos encontram felicidade em conseguir enxergar o que os outros não enxergam, que é amor e beleza em tudo ao seu redor.

Uma decepção pode tirar deles o propósito e toda essa espiritualidade pode se tornar algo apenas para si. Quando não direcionada, sua conduta pode se tornar dogmática. Mas são tolerantes, buscam justiça, equidade e pensam no outro. São pessoas ligadas a família, lar e filhos, sempre buscando amor em tudo o que fazem, dentro de si e no próximo. São servidoras natas e nada egoístas. Cumprem suas promessas, são honradas, têm disposição, coragem e propósitos. Se há algo que precisa ser feito, as pessoas índigo farão. Muitas vezes, o desejo de serem úteis pode se inverter, transformando-as em pessoas intrometidas, inconvenientes e julgadoras.

Na outra extremidade do espectro temos o **Violeta**, que representa a profundidade em vários aspectos. Tem alguns pontos em comum com o azul e o índigo, porém em um aspecto bem mais espiritual.

A personalidade violeta é atraída pelo desconhecido, pelo oculto, pelo que está escondido, e procura ver as forças primordiais por trás de tudo. Possui uma mente inspirada que compreende profundamente as origens e causas dos acontecimentos que a cercam. Porém, não é tão ligada às realidades físicas quanto os índigos. O violeta pode facilmente fascinar-se pelo mundo de fantasias, sonhos e inspirações, já que ele mesmo é capaz de criá-las muito bem. Embora carregue muita paixão, tem dificuldade de expressar seus sentimentos e pode ser mal interpretado por isso. Mergulha fundo em suas divagações e aprecia a solitude. Tem anseio por chegar ao âmago de toda circunstância e, às vezes, precisa ficar sozinho para colocar os pensamentos em ordem. Não gosta muito de multidões e agitação. Quando confrontado, pode buscar refúgio no imaginário ou no isolamento. Em caso de desespero, corre o risco de perder-se dentro de si. Tem uma natureza de bondade e gentileza, mas sua introspecção pode ser vista como falta de interesse no outro. Com inteligência inspiradora, sensibilidade e busca pela perfeição, o violeta pode ser visto como um mestre, um líder espiritual, capaz de ajudar as pessoas a compreenderem o que não entendem ou auxiliar a encontrarem o que buscam.

Encontrando a cor da personalidade

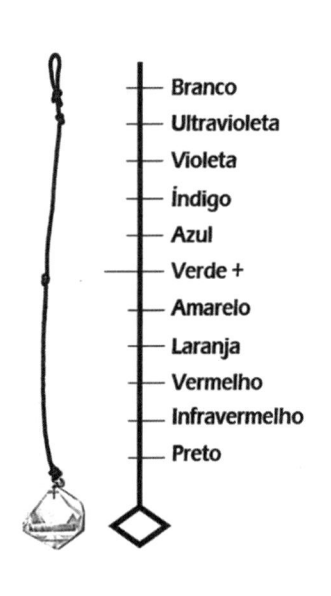

Você sabia que podemos identificar a cor da personalidade de uma pessoa usando o pêndulo? Para identificar a cor da personalidade de alguém, siga os seguintes procedimentos. Com **homens** é feito na mão **esquerda**; sobre ela colocamos o pêndulo e vamos soltando o cordão lentamente até que ele vire no sentido horário. Nesse ponto do cordão, onde o dedo do operador se encontra, estará a cor da personalidade. Para confirmar a cor, viramos o dorso da mão para cima e o pêndulo fará o movimento longitudinal. Em **mulheres** utilizamos a mão **direita** e seguimos o procedimento conforme citado. Caso uma mulher deseje identificar sua própria cor, é importante que faça com a mão **esquerda** e segure o pêndulo com a **direita**. Também é possível identificar a cor de personalidade de alguém por uma fotografia, lembrando que para o homem o pêndulo executará movimento de rotação em sentido horário e para a mulher no sentido anti-horário.

Pêndulo Cromático

Esse instrumento diferenciado foi idealizado por dois grandes radiestesistas, Chaumery e Belizal. É um dos pêndulos de laboratório mais preciosos para aqueles que queiram se dedicar às pesquisas em Radiestesia. Trata-se de um cilindro de madeira pontiagudo nas duas extremidades, com as marcações das frequências vibratórias do espectro de cores ao longo de seu corpo. Ao redor do cilindro vemos uma plataforma circular, que corre longitudinalmente e é sustentada por um pequeno pino. É usado para identificar a cor da aura de uma pessoa e indicado para rastreamento e diagnóstico em mapas e pranchas com patologias anatômicas. Por meio desse pêndulo, pode-se sintonizar com a "cor pessoal", ou "onda individual", que é o que nos diferencia de qualquer outra pessoa (por todo período da vida). É possível detectar ondas nocivas e há também a possibilidade de separar as ondas diferentes em um mesmo objeto, dependendo da regulagem do fio de sustentação.

Ao longo do fio há três nós: o primeiro nó (mais próximo do pêndulo) corresponde à regulagem biométrica que se sintoniza a onda ou cor pessoal, e deve ser usada para todas as medidas biométricas; o segundo nó (intermediário) é o mais sensível para sintonizar as energias ou ondas de forma; o terceiro nó (o último, mais longe do pêndulo) é sensível unicamente aos raios de cor, que compreendem a parte do espectro de luz visível.

Ondas biométricas, ondas de forma e ondas de cor visível são bem determinadas, dando-nos possibilidades de sintonizá-las com objetivo de ampliarmos as pesquisas. Se regularmos a plataforma do pêndulo no Verde (V) da extremidade inferior, sintonizaremos com as correntes telúricas nocivas da água. Já a regulagem no V da extremidade superior entra em ressonância com as cavidades ou falhas subterrâneas nocivas.

Se queremos detectar essas ondas nocivas no solo, por exemplo, operamos no segundo nó (o nó das ondas de forma); já para o caso de medição de uma pessoa, para sabermos se ela está impregnada por essas mesmas ondas, devemos operar com o primeiro nó (o biométrico). Lembrando sempre que o segredo da medição está na concentração e destreza do operador.

Para fazermos os nós, devemos colocar o pino metálico no orifício correspondente ao verde positivo (V+) e apoiar bem o disco de madeira.

Usando o "Gráfico dos três Círculos" (figura a seguir) ou o "Positivador", seguramos o pêndulo com o cordão todo retido na mão e, mantendo o pêndulo suspenso no centro do círculo, soltamos o cordão lentamente, até que ele execute o movimento no sentido vertical. Com esta sinalização efetuamos o primeiro nó.

Exemplo de Gráfico dos Três Círculos

Continuamos a soltar o cordão lentamente até que o pêndulo faça o movimento no sentido horizontal; ali faremos o segundo nó. Mais uma vez, soltamos o cordão lentamente até que o pêndulo gire no sentido horário; ali faremos o terceiro nó.

Gráfico de cores

Quando estamos doentes, temos algumas cores em desequilíbrio. Para sabermos qual cor (ou cores) precisamos reequilibrar, podemos usar este gráfico.

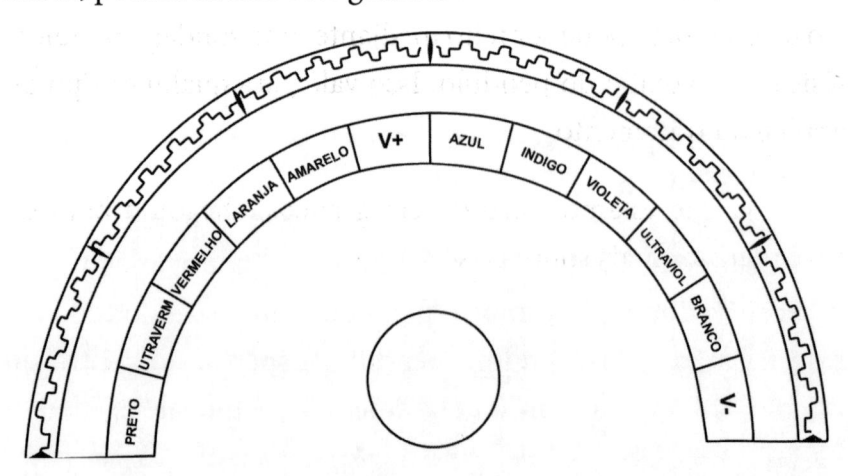

Colocamos um testemunho no círculo situado na base do gráfico e, com o pêndulo posicionado sobre a fotografia, pedimos que ele indique a cor, ou as cores, que estão em desequilíbrio. Como tratamento, podemos utilizar a cromoterapia por meio da pirâmide. O testemunho deve ser colocado na pirâmide previamente carregada na cor correspondente a que o gráfico indicou. O tempo necessário de permanência do testemunho na pirâmide deve ser determinado com auxílio do pêndulo e de um gráfico relógio (que veremos mais adiante). Às vezes, a pessoa que queremos tratar, em seu estado consciente, não absorve a energia que desejamos dar, por uma série de bloqueios que ela desenvolveu em si mesma. Nesse caso, um período oportuno para efetuarmos a energização é durante o sono, quando a absorção da energia pelos corpos mais densos é mais fácil. O horário mais favorável para o pedido noturno é da meia-noite às 3 horas da manhã.

Gráficos como esse são simples, fáceis de usar e muito eficazes no trabalho com a Radiestesia. Entretanto, antes de tudo, devemos nos certificar se a pessoa quer realmente ser submetida ao tratamento e se devemos ou temos condições de interferir – o que também pode ser feito mediante uma sondagem radiestésica com auxílio do pêndulo. Isso vale para qualquer tipo de gráfico ou tratamento.

E já que estamos falando em gráficos, chegou a hora de aprendermos mais sobre eles.

IV

Gráficos

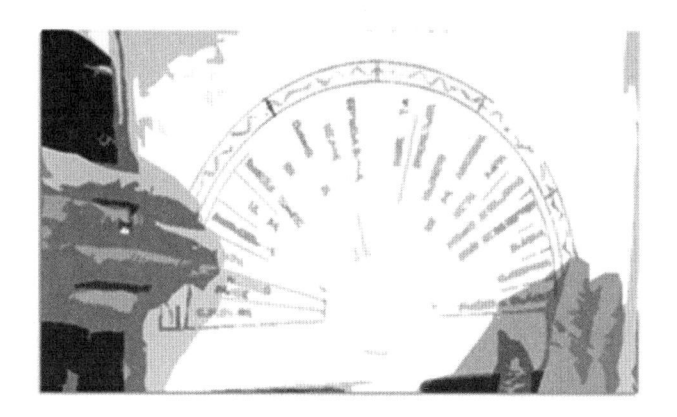

Gráficos são instrumentos importantíssimos no trabalho com a Radiestesia: inúmeras opções, diferentes funções e infinitas possibilidades, por isso, reservamos um capítulo só para eles.

Para que um gráfico funcione efetivamente, precisa ter um desenho bem limpo, definido, e o operador deve ter pleno conhecimento de suas funções e de como operá-lo. O domínio do pêndulo também se faz necessário, assim como a clareza dos objetivos.

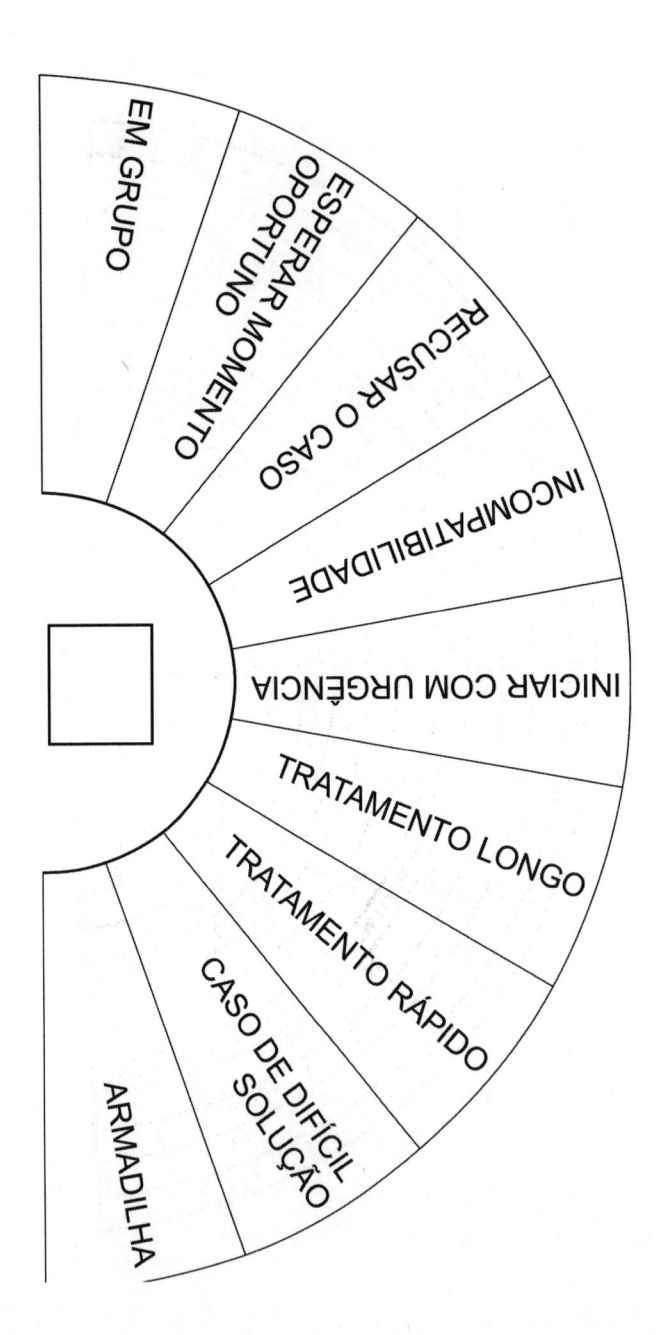

Gráfico "Como Trabalhar"

Colocamos o pêndulo sobre o gráfico e fazemos a pergunta. O pêndulo mostrará a resposta.

Setores do gráfico:
- EM GRUPO
- ESPERAR MOMENTO OPORTUNO
- RECUSAR O CASO
- INCOMPATIBILIDADE
- INICIAR COM URGÊNCIA
- TRATAMENTO LONGO
- TRATAMENTO RÁPIDO
- CASO DE DIFÍCIL SOLUÇÃO
- ARMADILHA

Gráfico Relógio

Usado para determinar o tempo necessário de tratamento de um testemunho. Colocamos o pêndulo sobre ele e fazemos a pergunta.

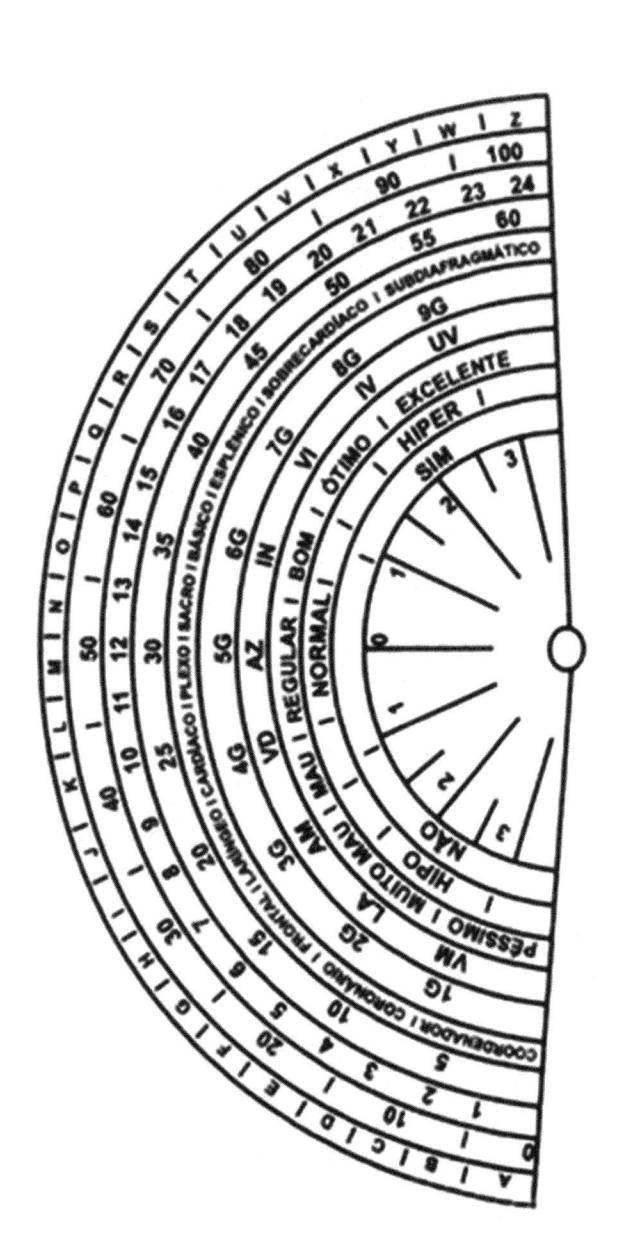

Gráfico de Meses

Semelhante ao anterior.

Gráfico "Tipos de Gráficos"

Para tratar o problema, podemos utilizar o gráfico abaixo, e, com a ajuda do pêndulo, encontraremos o que será ideal.

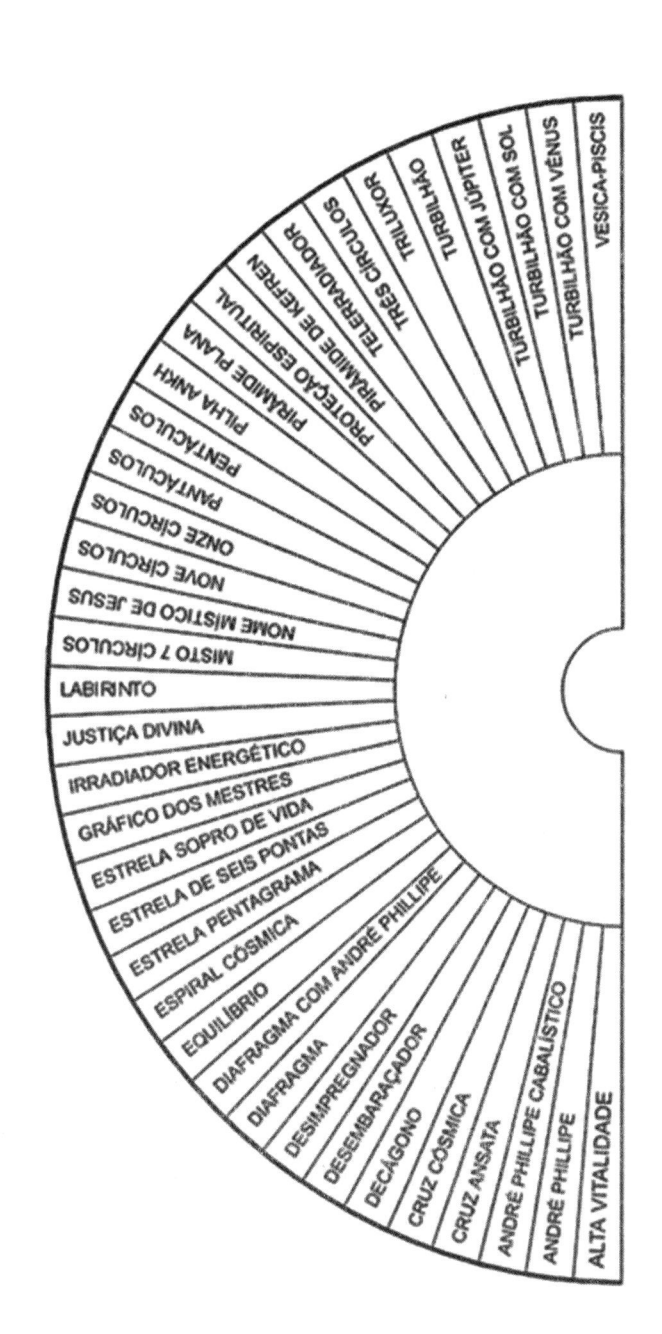

- TRÊS CÍRCULOS
- TRILUXOR
- TURBILHÃO
- TURBILHÃO COM JÚPITER
- TURBILHÃO COM SOL
- TURBILHÃO COM VÊNUS
- VESICA-PISCIS
- TELERRADIADOR
- PIRÂMIDE DE KEFREN
- PROTEÇÃO ESPIRITUAL
- PIRÂMIDE PLANA
- PILHA ANKH
- PENTÁCULOS
- PANTÁCULOS
- ONZE CÍRCULOS
- NOVE CÍRCULOS
- NOME MÍSTICO DE JESUS
- MISTO 7 CÍRCULOS
- LABIRINTO
- JUSTIÇA DIVINA
- IRRADIADOR ENERGÉTICO
- GRÁFICO DOS MESTRES
- ESTRELA SOPRO DE VIDA
- ESTRELA DE SEIS PONTAS
- ESTRELA PENTAGRAMA
- ESPIRAL CÓSMICA
- EQUILÍBRIO
- DIAFRAGMA COM ANDRÉ PHILLIPE
- DIAFRAGMA
- DESIMPREGNADOR
- DESEMBARAÇADOR
- DECÁGONO
- CRUZ CÓSMICA
- CRUZ ANSATA
- ANDRÉ PHILLIPE CABALÍSTICO
- ANDRÉ PHILLIPE
- ALTA VITALIDADE

Gráfico de Energias

Usado para descobrir as energias presentes em um local ou pessoa.

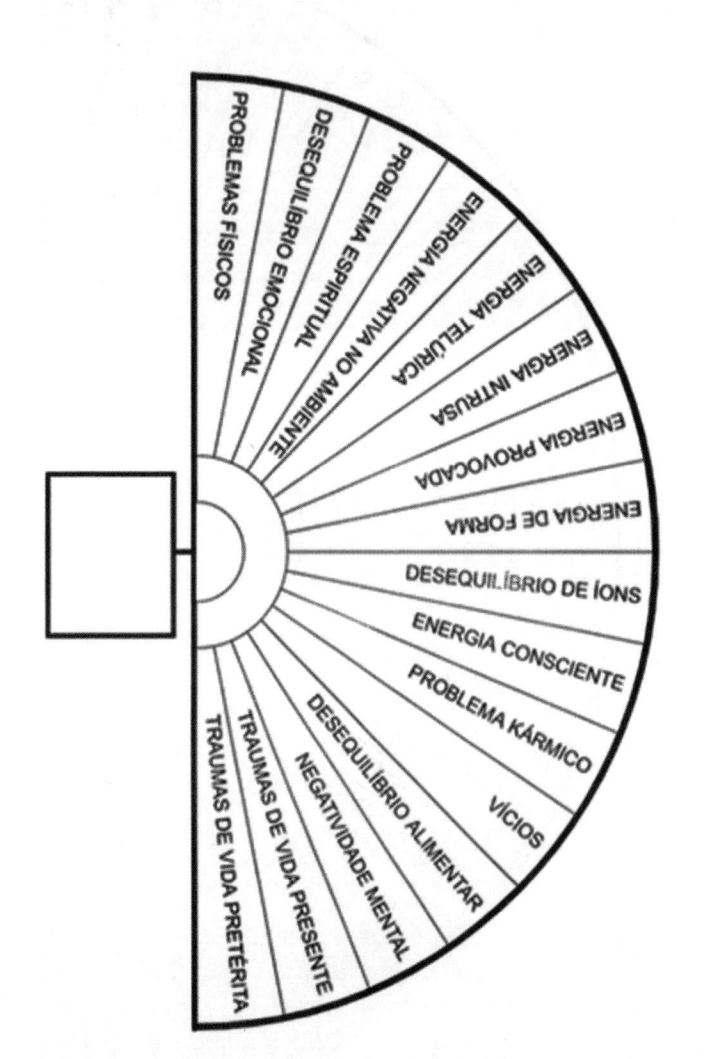

- PROBLEMAS FÍSICOS
- DESEQUILÍBRIO EMOCIONAL
- PROBLEMA ESPIRITUAL
- ENERGIA NEGATIVA NO AMBIENTE
- ENERGIA TELÚRICA
- ENERGIA INTRUSA
- ENERGIA PROVOCADA
- ENERGIA DE FORMA
- DESEQUILÍBRIO DE ÍONS
- ENERGIA CONSCIENTE
- PROBLEMA KÁRMICO
- VÍCIOS
- DESEQUILÍBRIO ALIMENTAR
- NEGATIVIDADE MENTAL
- TRAUMAS DE VIDA PRESENTE
- TRAUMAS DE VIDA PRETÉRITA

Gráfico de Caráter

Coloca-se o testemunho (foto ou nome) da pessoa no quadro para descobrir seu caráter.

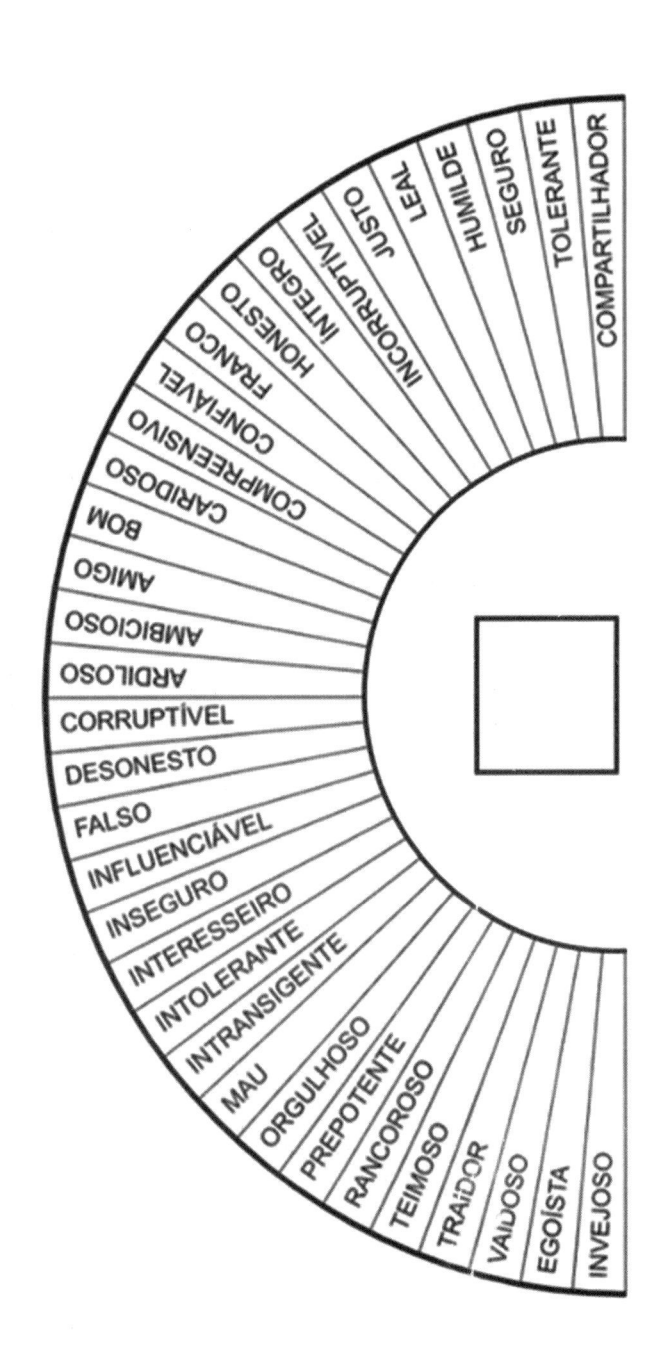

- INCORRUPTÍVEL
- JUSTO
- LEAL
- HUMILDE
- SEGURO
- TOLERANTE
- COMPARTILHADOR
- INTEGRO
- HONESTO
- FRANCO
- CONFIÁVEL
- COMPREENSIVO
- CARIDOSO
- BOM
- AMIGO
- AMBICIOSO
- ARDILOSO
- CORRUPTÍVEL
- DESONESTO
- FALSO
- INFLUENCIÁVEL
- INSEGURO
- INTERESSEIRO
- INTOLERANTE
- INTRANSIGENTE
- MAU
- ORGULHOSO
- PREPOTENTE
- RANCOROSO
- TEIMOSO
- TRAIDOR
- VAIDOSO
- EGOÍSTA
- INVEJOSO

Mas não se preocupe, tenho certeza de que com muito treino, estudo e dedicação, você terá um ótimo desempenho.

Gráfico de 0 a 100

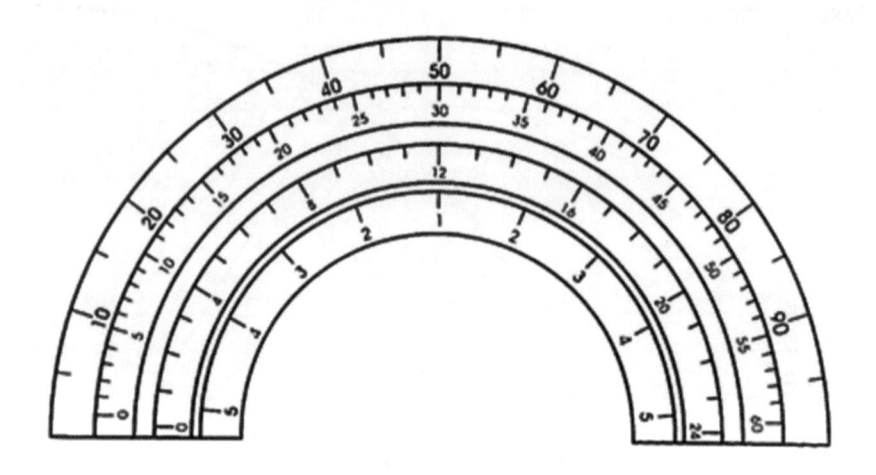

Este gráfico é composto pelas seguintes escalas: de porcentagem de 0 a 100%, a de minutos de 0 a 60 minutos, de horas de 0 a 24 horas, de sintonia fina de 1 a 5. Com isso, podemos verificar o emocional, o mental e o físico de um paciente, bem como o tempo adequado para um tratamento.

Gráfico de 0 a 200

O gráfico de 0 a 200, em forma de arco (a seguir), apresenta uma escala percentual de 0 a 200% e serve para medir as porcentagens das fases componentes das cores. Todas as cores são compostas por duas fases: **fase elétrica** e **fase magnética**.

No ser humano as duas fases têm de estar em igual quantidade, ou seja, 100% de fase elétrica e 100% de fase magnética. Somente no caso do Verde negativo (V-), uma pessoa no estado de equilíbrio tem 100% de fase magnética e, no máximo, 2% de fase elétrica.

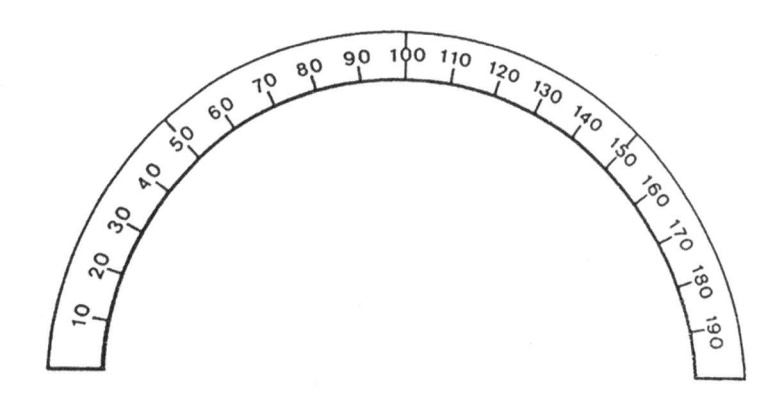

Procedimentos para utilização deste gráfico

O gráfico, o testemunho e o terapeuta precisam estar em direção ao Norte. Devemos colocar o testemunho no centro do gráfico e perguntar ao pêndulo qual a porcentagem correspondente à fase elétrica e depois para a magnética. Equilibrar, desde que seja preciso, as cores **violeta, verde positivo**, e a **fase elétrica** do **verde negativo.**

Podemos ainda aferir com esse gráfico a vitalidade de uma pessoa. O ideal é que atinja a marca de 100%.

Gráfico de Ondas Nocivas

Usamos este tipo de gráfico quando precisamos determinar que tipos de ondas nocivas estão presentes em uma casa, num edifício ou numa empresa.

Colocamos o pêndulo sobre ele e fazemos a pergunta.

O pêndulo apontará a resposta.

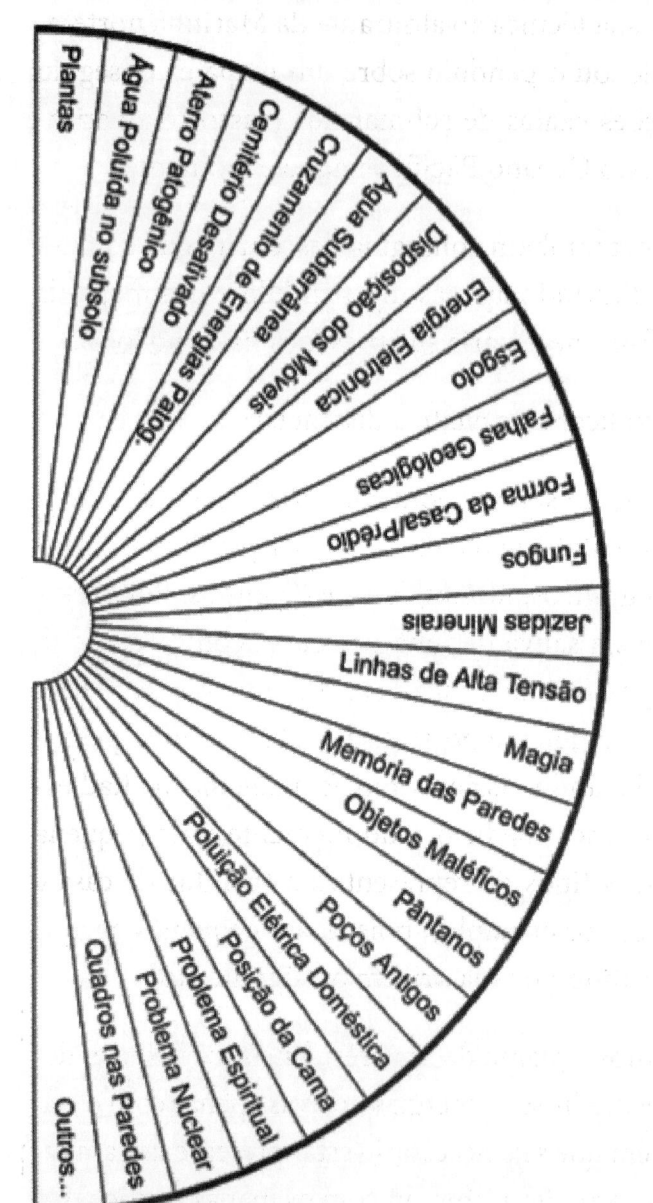

Setores do gráfico:
- Plantas
- Água Poluída no subsolo
- Aterro Patogênico
- Cemitério Desativado
- Cruzamento de Energias Patog.
- Água Subterrânea
- Disposição dos Móveis
- Energia Eletrônica
- Esgoto
- Falhas Geológicas
- Forma da Casa/Prédio
- Fungos
- Jazidas Minerais
- Linhas de Alta Tensão
- Magia
- Memória das Paredes
- Objetos Maléficos
- Pântanos
- Poços Antigos
- Poluição Elétrica Doméstica
- Posição da Cama
- Problema Espiritual
- Problema Nuclear
- Quadros nas Paredes
- Outros...

"O que está no pequeno, está no grande"

O radiestesista Verne Cameron foi considerado um risco à segurança nacional e foi impedido de deixar o país após uma demonstração de sua técnica ao almirante da Marinha norte-americana. Ele colocou o pêndulo sobre um mapa e conseguiu localizar as posições exatas de submarinos (russos e americanos) que estavam no Oceano Pacífico naquele momento.

Abade Mermet também conseguia descobrir água e minerais no subsolo utilizando apenas um pêndulo e um mapa da região, sem que fosse necessária sua presença física no local.

Mas como explicar esse efeito a distância?

É simples: "o que está no pequeno, está no grande". Esse é o conceito fundamental que regula o efeito do pêndulo e outros instrumentos em gráficos, nomes, fotos e desenhos. Por exemplo, se analisarmos a saliva de uma pessoa, encontraremos ali seu DNA e será possível identificá-la entre milhares, sem erro. Com uma gota de sangue, é possível descobrir se uma pessoa está ou não bem de saúde. Assim como na medicina, na Radiestesia também podemos medir o todo mediante uma pequena parte ou por outros tipos de representação (plantas de casa e nomes por escrito, por exemplo), pois essas "pequenas partes" estarão ligadas ao todo por sua origem ou significado.

Se desenharmos a planta de uma residência, com seu endereço, será possível medir suas energias nocivas apenas com o uso de um pêndulo, sem que seja necessário estar presente fisicamente no local (assim como fez Cameron com os mapas náuticos).

Isso me levou a uma questão: se é possível medir energias a distância, também é possível neutralizá-las? A resposta é Sim! E isso se torna ainda mais eficaz com o uso de gráficos.

Como neutralizar energias nocivas (em casas, residências e edifícios)

Estudando mais a fundo o conceito de "o que está no pequeno, está no grande" e somando ao que sabemos sobre a ação dos gráficos e comunicação/ligação entre as partes, proposto pela Radiestesia, acabei desenvolvendo uma técnica de neutralização de energias nocivas em terrenos, casas, empresas e edifícios, que pode ser feita a distância e tem trazido ótimos resultados.

Antes de desenvolver essa técnica, eu precisava visitar o local para fazer as medições usando forquilhas e outros instrumentos. Às vezes se tratava de um apartamento ou uma casa pequena, mas nem sempre era tão simples assim; muitas vezes eram sítios, chácaras ou fazendas, onde eu precisava caminhar longas distâncias a pé e em terrenos irregulares. Com a nova metodologia, utilizando a planta, os gráficos e o pêndulo, obtive resultados tão bons quanto os de antes, e muitas vezes até melhores, mesmo dispensando minha presença física no local.

Eis o método em quatro passos:

1º Passo: do meu lado esquerdo, posiciono a planta desenhada da casa (tamanho A4) e sobre ela coloco minha mão esquerda. Com a mão direita, seguro o pêndulo e o coloco sobre o **gráfico de ondas nocivas** (logo mais adiante). Pergunto ao pêndulo qual é a energia nociva que está prejudicando o local. O pêndulo apontará para o problema.

2º Passo: suponhamos que o problema apontado seja "água subterrânea". Agora, sobre a planta desenhada, coloco o pêndulo e pergunto onde exatamente está localizado esse problema. O pêndulo apontará para o local exato.

3º Passo: no desenho da planta, sobre o local indicado pelo pêndulo, coloco um adesivo permanente para neutralizar a energia nociva. Geralmente utilizo o "André Phillipe" com letras hebraicas (como na figura a seguir) para problemas relacionados a água e o "Luxor" ou "Triluxor" para problemas com minerais (ferro, alumínio, chumbo, etc.). Porém, cada caso exigirá um gráfico específico.

Exemplo de planta adesivada

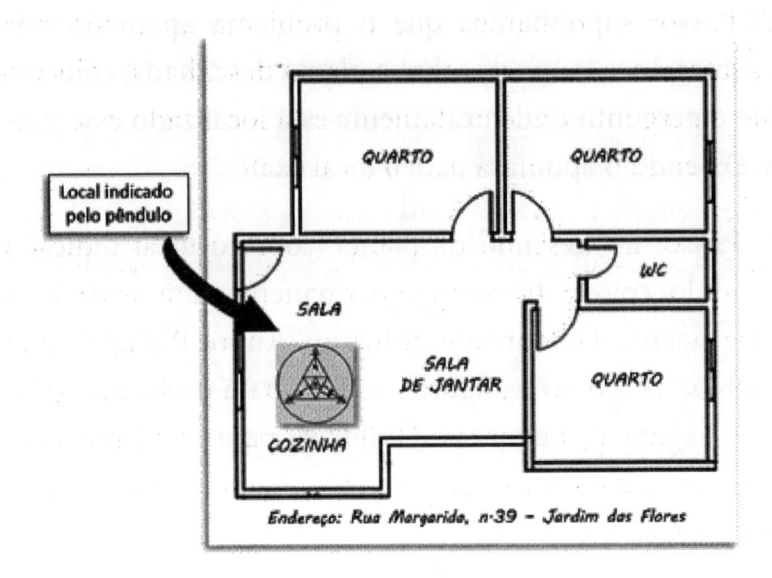

[Planta baixa com cômodos: QUARTO, QUARTO, WC, SALA, SALA DE JANTAR, QUARTO, COZINHA. Seta apontando para um símbolo na sala, indicando "Local indicado pelo pêndulo". Endereço: Rua Margarida, n-39 - Jardim das Flores]

4º Passo: colocar a planta adesivada em um quadro com vidro ou proteção plástica translúcida (para que não suje) e deixá-lo exposto em algum local da casa. Pode ser sobre um móvel alto ou pendurado em uma parede.

Essa é uma técnica de neutralização a distância muito segura e simples. É uma ferramenta importantíssima em nosso dia a dia, pois nos possibilita dispor de maneira ainda mais abrangente nossos conhecimentos em favor dos que vêm em busca de nossa ajuda. Tenho certeza de que será de grande proveito para você também.

A seguir, veremos uma série de gráficos úteis e indispensáveis para os trabalhos de Radiestesia.

Gráficos de Saúde
Gráfico de Polaridades

Ajusta a polaridade de um objeto ou lugar quando não se pode movê-lo. Usemos o exemplo da posição das camas de um hospital ou de um quarto: imagine que o espaço seja muito pequeno e não seja possível colocar uma cama na direção Norte-Sul magnético. Neste caso, podemos desenhar um "gráfico de polaridades" (conforme figura a seguir) e posicioná-lo debaixo do móvel para que tenha o mesmo efeito.

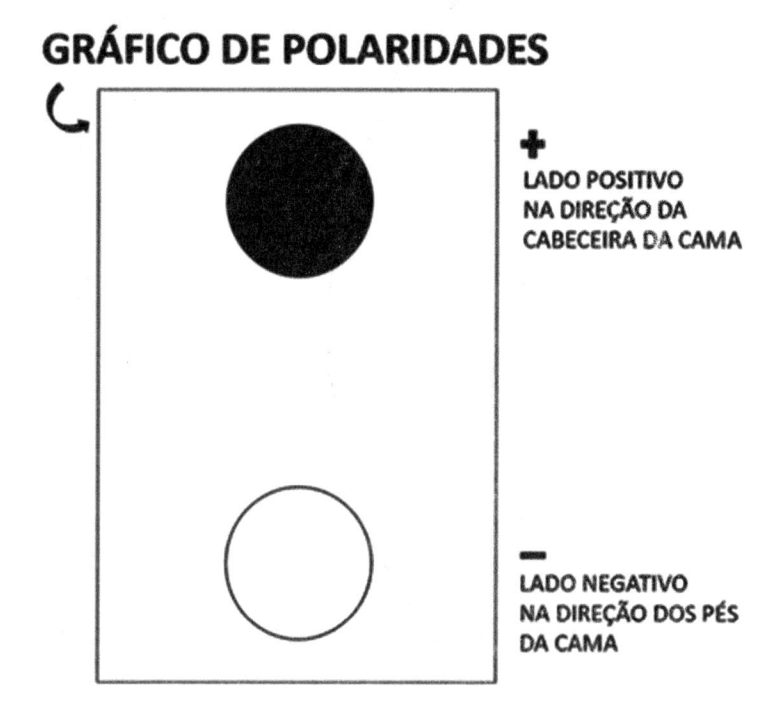

GRÁFICO DE POLARIDADES

+
LADO POSITIVO
NA DIREÇÃO DA
CABECEIRA DA CAMA

—
LADO NEGATIVO
NA DIREÇÃO DOS PÉS
DA CAMA

Gráfico de Doenças

Quando saudáveis, nosso corpo emite uma determinada frequência. Como já vimos, uma frequência dissonante significa que algo não está bem com nossa saúde. Com a ajuda dos gráficos a seguir, podemos encontrar o que em nosso corpo está emitindo uma frequência desarmônica e, assim, procurar uma melhora de vida ou um tratamento adequado.

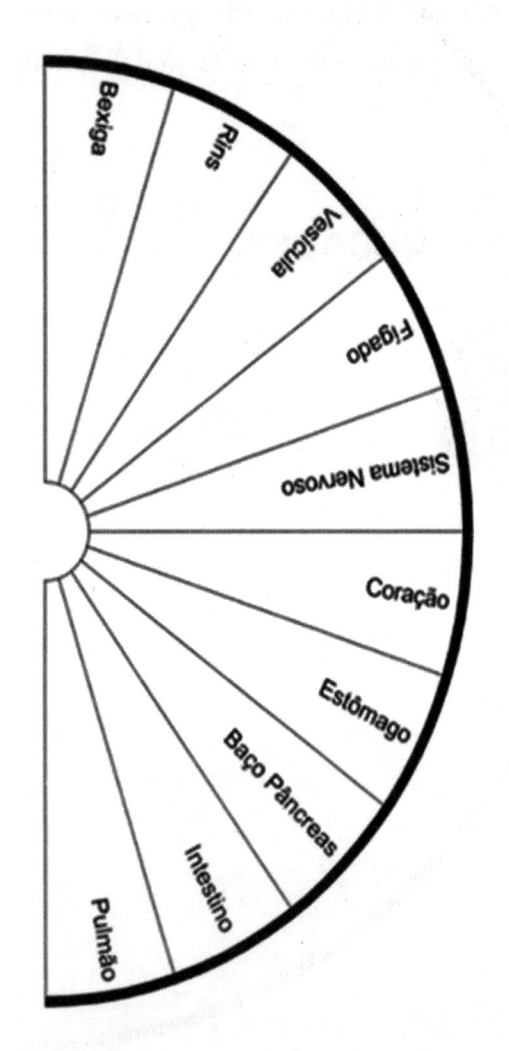

Bexiga / Rins / Vesícula / Fígado / Sistema Nervoso / Coração / Estômago / Baço Pâncreas / Intestino / Pulmão

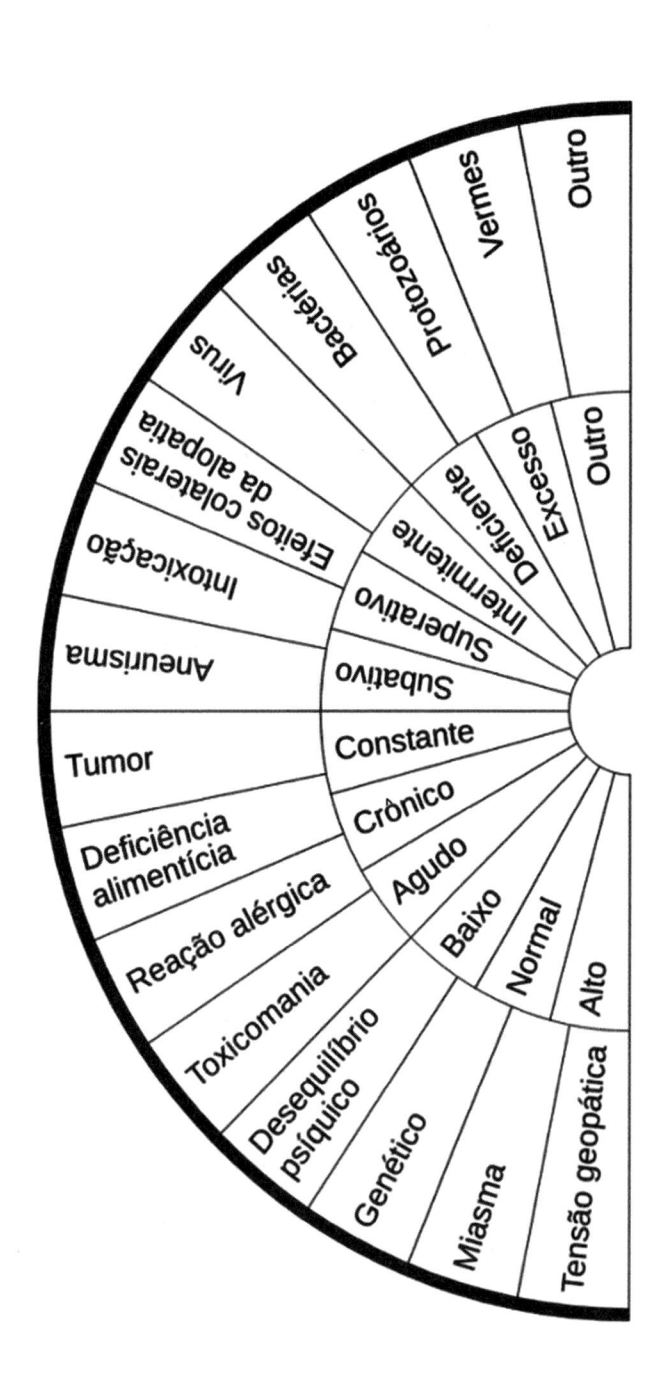

Gráfico de Outras Doenças

- Outro
- Vermes
- Protozoários
- Bactérias
- Vírus
- Efeitos colaterais da alopatia
- Intoxicação
- Aneurisma
- Tumor
- Deficiência alimentícia
- Reação alérgica
- Toxicomania
- Desequilíbrio psíquico
- Genético
- Miasma
- Tensão geopática
- Alto
- Normal
- Baixo
- Agudo
- Crônico
- Constante
- Subativo
- Superativo
- Intermitente
- Deficiente
- Excesso
- Outro

Tipos de Tratamento

Neste gráfico temos uma gama de opções de tratamentos possíveis, cujo ideal será indicado pelo pêndulo.

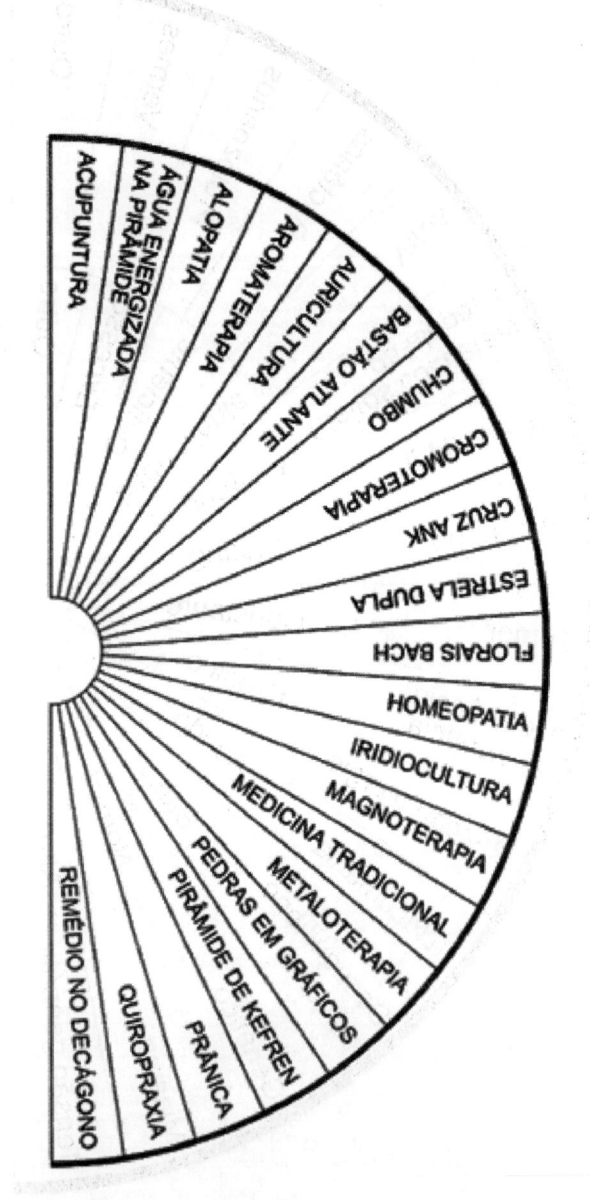

- ACUPUNTURA
- ÁGUA ENERGIZADA NA PIRÂMIDE
- ALOPATIA
- AROMATERAPIA
- AURICULTURA
- BASTÃO ATLANTE
- CHUMBO
- CROMOTERAPIA
- CRUZ ANK
- ESTRELA DUPLA
- FLORAIS BACH
- HOMEOPATIA
- IRIDIOCULTURA
- MAGNOTERAPIA
- MEDICINA TRADICIONAL
- METALOTERAPIA
- PEDRAS EM GRÁFICOS
- PIRÂMIDE DE KEFREN
- PRÂNICA
- QUIROPRAXIA
- REMÉDIO NO DECÁGONO

Tipos de Alimentação

Também podemos utilizar este gráfico para descobrir o alimento indicado para cada pessoa ou situação.

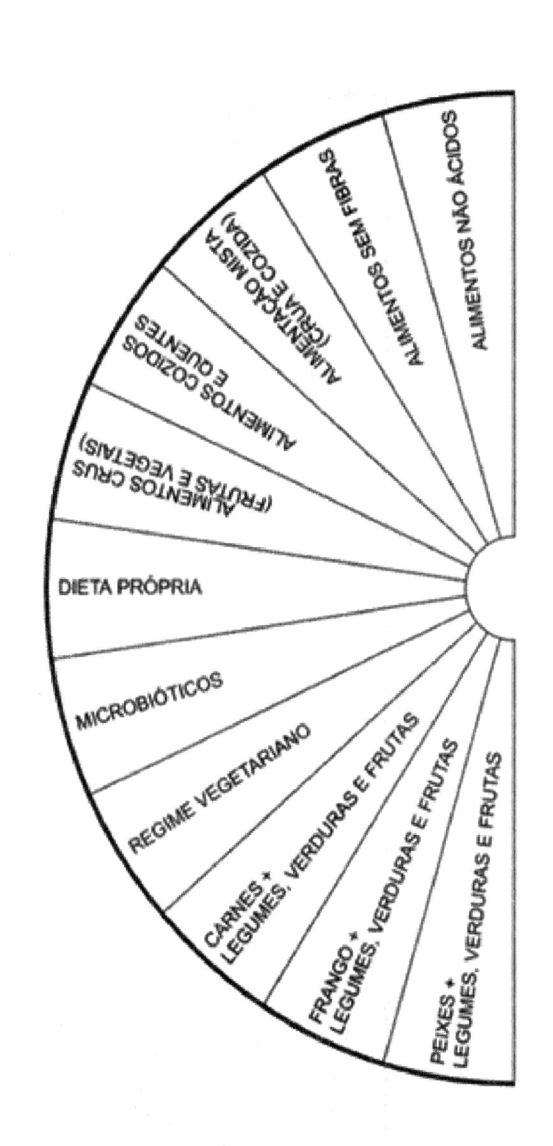

- ALIMENTOS NÃO ÁCIDOS
- ALIMENTOS SEM FIBRAS
- ALIMENTAÇÃO MISTA (CRUA E COZIDA)
- ALIMENTOS COZIDOS E QUENTES
- ALIMENTOS CRUS (FRUTAS E VEGETAIS)
- DIETA PRÓPRIA
- MICROBIÓTICOS
- REGIME VEGETARIANO
- CARNES + LEGUMES, VERDURAS E FRUTAS
- FRANGO + LEGUMES, VERDURAS E FRUTAS
- PEIXES + LEGUMES, VERDURAS E FRUTAS

A Radiestesia e Seu Uso Terapêutico

Gráfico das Influências Desfavoráveis à Saúde

- ACIDEZ
- DEFICIÊNCIA DE ÁCIDO
- EXCESSO DE COLESTEROL
- EXCESSO DE USO DE DROGAS
- ALCOOLISMO
- FUMAR EM EXCESSO
- EXCESSO DE AÇÚCAR
- ALIMENTAÇÃO DEFICIENTE
- FALTA DE VIDA AO AR LIVRE
- DORMIR POUCO
- COMPORTAMENTO EXCESSIVAMENTE FÍSICO
- FALTA DE EXERCÍCIOS
- MUITA TENSÃO / ESTRESSE
- TEMORES E FOBIAS INFUNDADOS
- MUITA TRISTEZA
- FALTA DE RELAXAMENTO

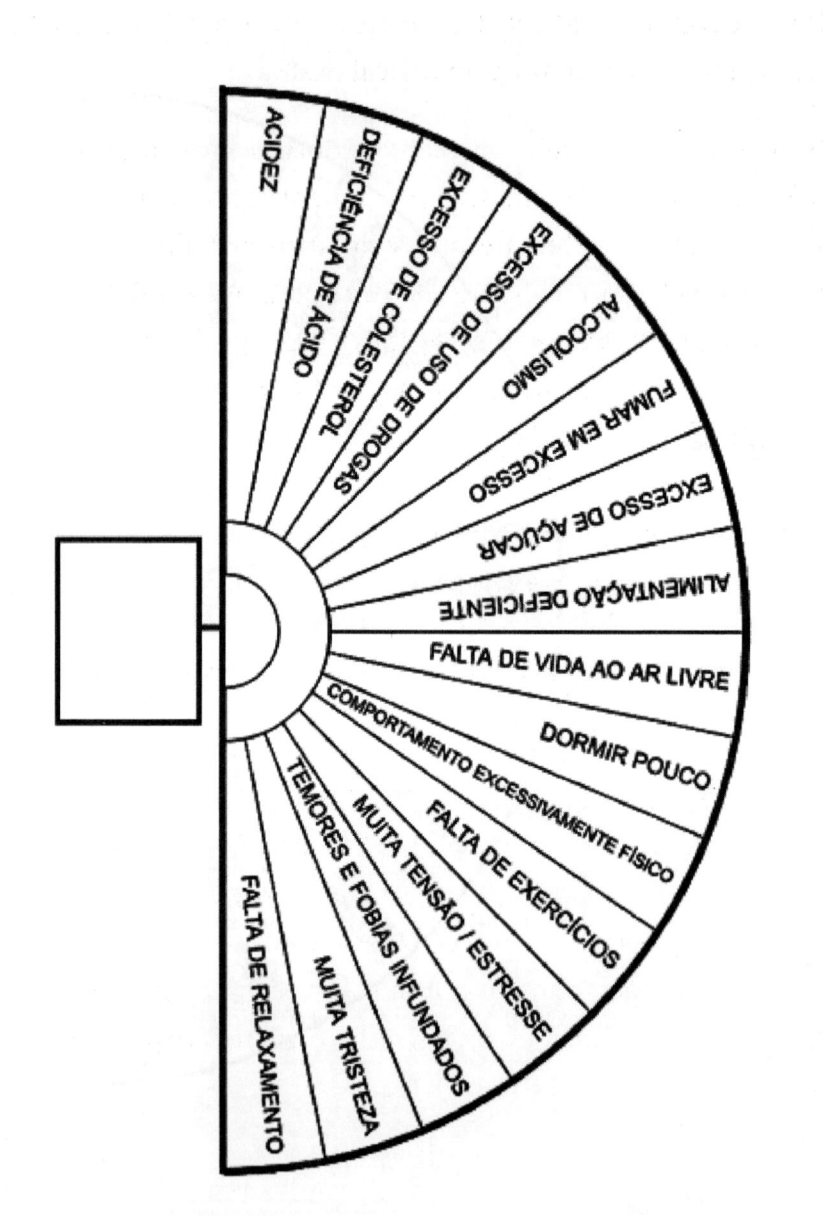

Régua de Bovis

Simonetton foi um engenheiro que serviu durante a guerra trabalhando com rádio e, nesse período, foi acometido pela doença da tuberculose. Por acaso, ouviu a conversa entre dois médicos que o desenganavam. Simonetton conhecia os trabalhos de Antoine Bovis e, assim que viu uma oportunidade, fugiu dali e tratou ele mesmo de melhorar sua alimentação usando a Radiestesia.

De tanto se aprofundar nesse assunto, Simonetton aprimorou o processo e acabou descobrindo uma nova maneira de medir a energia dos alimentos, dividindo-os em vários grupos, de acordo com sua frequência vibratória. Deram a essa unidade de medida o nome de "angstrom". *(O ångström (Å) é uma unidade de medida para grandezas da ordem de um átomo ou dos espaçamentos entre dois planos cristalinos, e que corresponde à décima milionésima parte do milímetro: "$Å = 10^{-10}$ m." ou 1 nanômetro. O nome é uma referência ao físico sueco Anders Jonas* **Ångström** *(1814–1874), um dos fundadores da espectroscopia.)*

O biômetro aprimorado por Simonetton é composto por uma escala que vai de 0 a 10.000Å (unidades de angström). Por meio dele, podemos medir o FH ("frequência humana" de emissão de energia). Dentro dessa escala, a frequência mínima para considerarmos que a pessoa esteja em equilíbrio é de 6.500Å. Quando essa frequência está baixa, significa que estamos expostos ao ataque de vírus, bactérias e micro-organismos.

Se os alimentos que consumimos estiverem nessa mesma faixa, nossa saúde se equilibra.

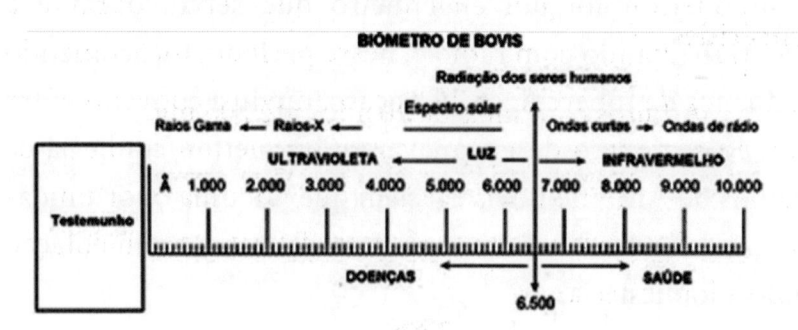

```
                    BIÔMETRO DE BOVIS
                  Radiação dos seres humanos
                      Espectro solar
  Raios Gama ← Raios-X ←              Ondas curtas → Ondas de rádio
              ULTRAVIOLETA ←  LUZ  →  INFRAVERMELHO
  Å  1.000  2.000  3.000  4.000  5.000  6.000  7.000  8.000  9.000  10.000
Testemunho
              DOENÇAS      ←        →        SAÚDE
                            6.500
```

Para medir a FH, colocamos a foto da pessoa no local de testemunho da régua, posicionada para o Norte e, com o Auramiter, vamos descendo na escala; onde o sentirmos "empurrar" encontraremos o número de angströms. Isso também pode ser feito com o pêndulo que, quando chegar ao ponto respectivo de angströms, parará de girar. Para medir a frequência de um alimento, basta colocá-lo no local de testemunho e medi-lo com o Auramiter.

O sal marinho, por exemplo, tem mais de 10.000Å. Trigo, de 8.500Å a 9.000Å. Frutas, legumes, verduras, peixes de água salgada frescos e crus têm de 6.500 até 8.500Å. No grupo de 3.000 a 6.500Å, temos: ovos, vinhos, peixes cozidos. No grupo de 1.000 a 3.000, temos: pão francês, chás, geleias, queijos, enlatados e chocolates. Já no grupo com 1.000 ou menos, bebidas alcoólicas, licores, açúcares refinados e farinha de trigo branca. Segundo Simonetton, os alimentos de 3.000 a 6.500Å são ideais para nossa alimentação.

Outros Gráficos de Saúde

Triglicérides

Adultos com mais de 20 anos até 200 mg

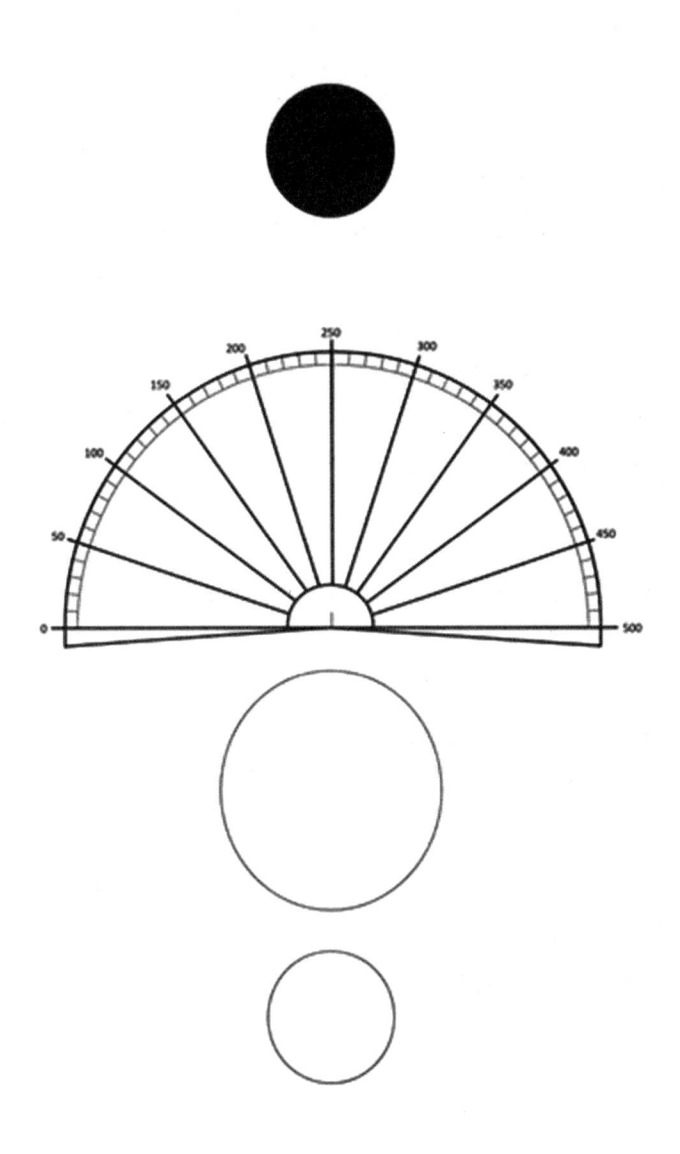

Glicemia

    Adulto: Normal, de 70 a 110 mg
    Gestantes: Normal, próximo a 70 mg
                           Elevado, acima de 105 mg

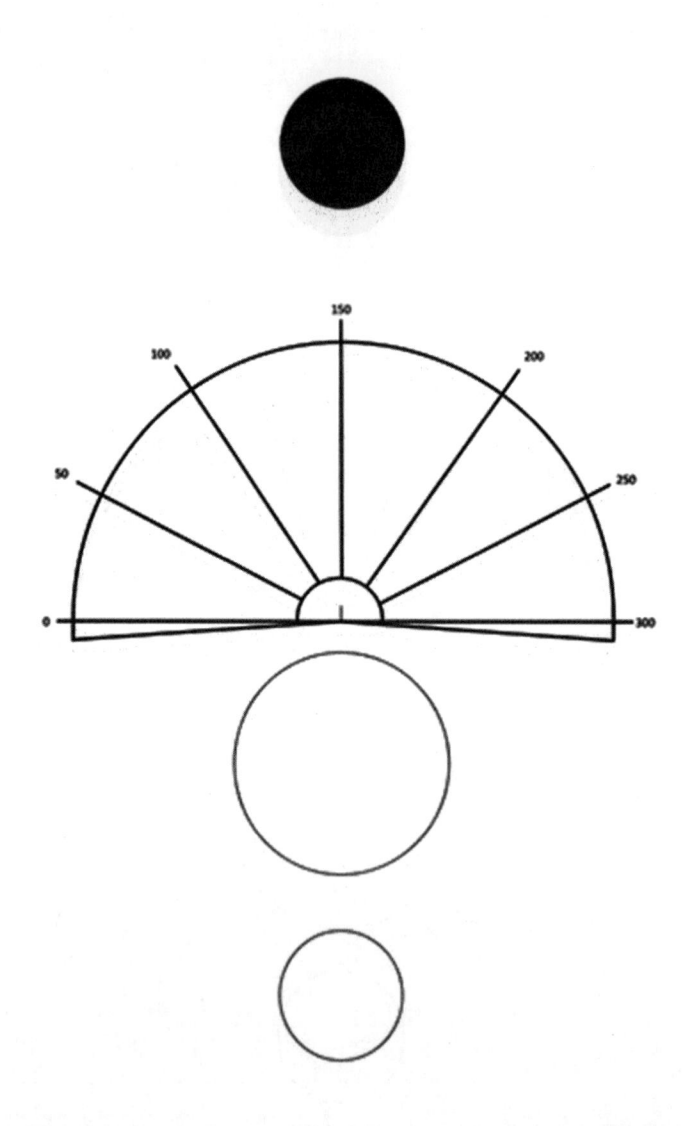

Colesterol

Adequado, até 200 mg
Limítrofe, de 201 a 239 mg
Elevado, acima de 240 mg

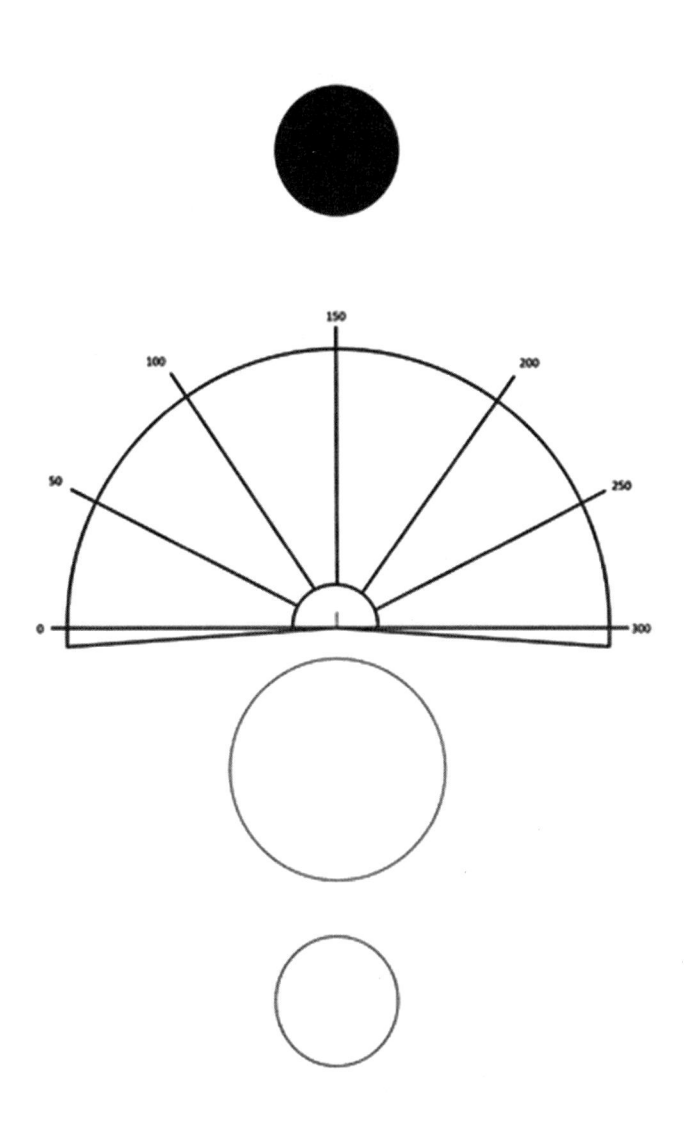

Para diversos fins

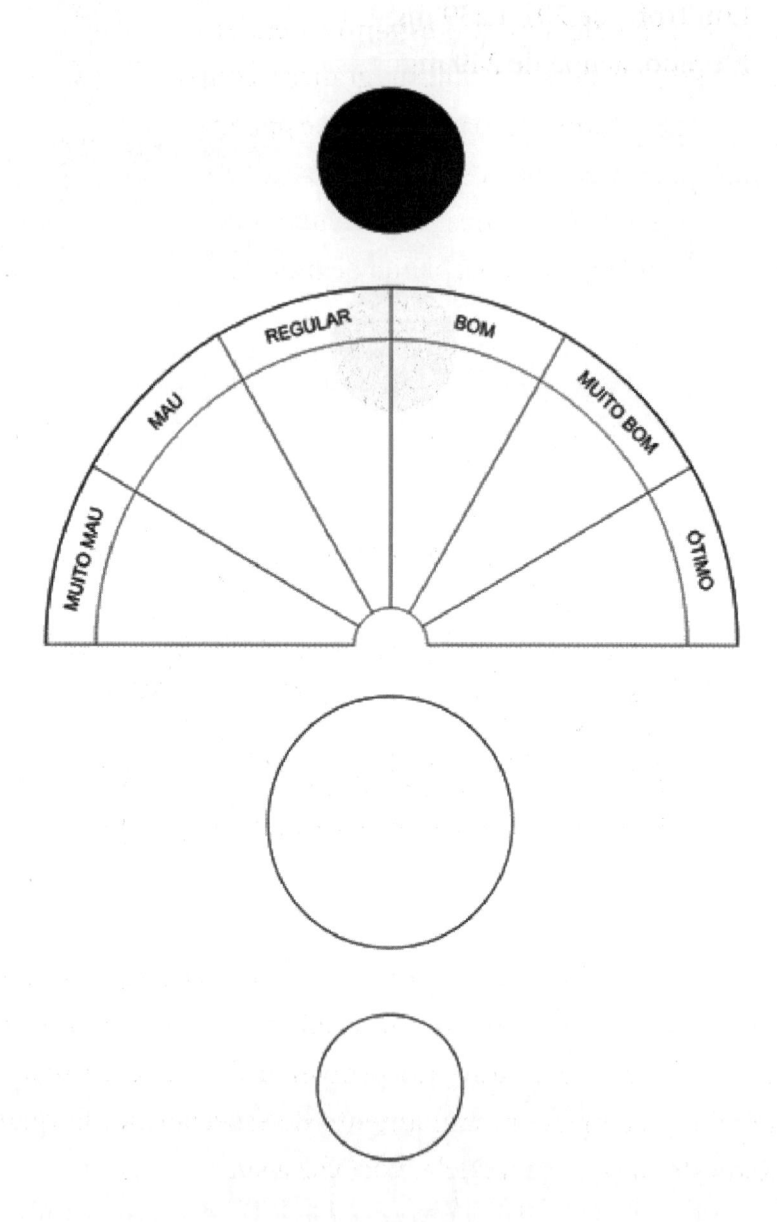

MUITO MAU — MAU — REGULAR — BOM — MUITO BOM — ÓTIMO

Outras representações gráficas

Quando investigamos nossa condição física ou a de alguém que estamos atendendo, também é possível utilizar gráficos com figuras da anatomia humana para que encontremos quais áreas do nosso corpo não estão em harmonia. Essas figuras funcionam como o mapa de um terreno ou a planta de uma casa.

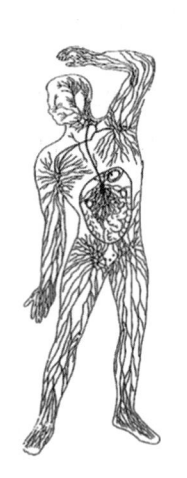

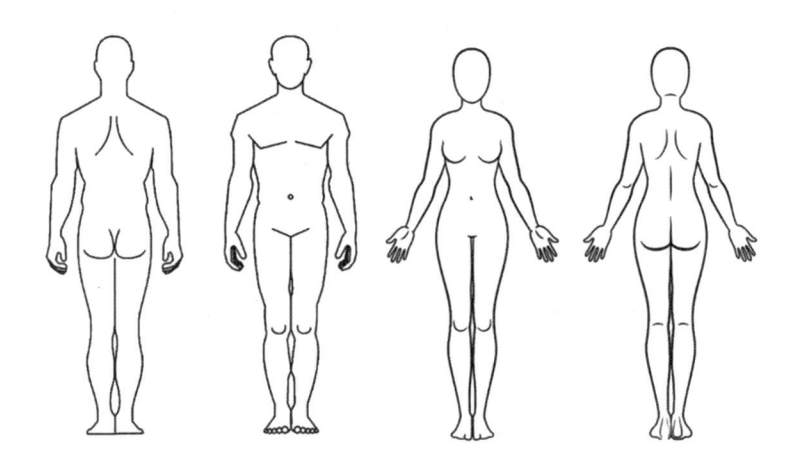

De todo modo, é sempre importante lembrar que é imprescindível que se procure um médico, que se façam os exames necessários e se trate do problema de saúde da maneira que se deve, com acompanhamento de especialistas. Enquanto a Radiestesia faz a parte dela, você faz a sua.

Roda da Vida

Com o gráfico a seguir, podemos localizar qual área de sua vida necessita de mais energia positiva.

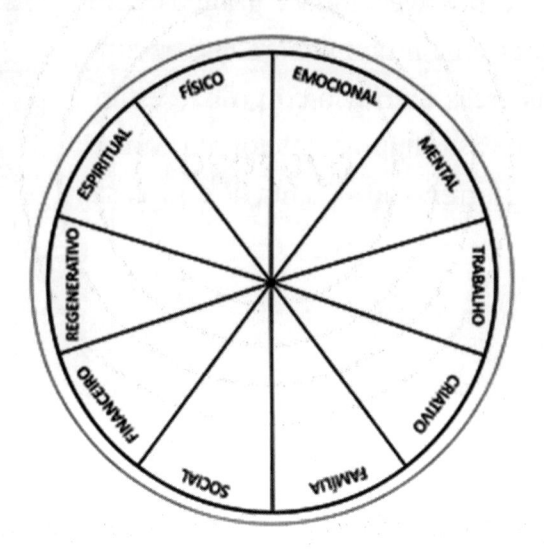

Com o gráfico sequente, é possível medir o nível de energia positiva nas diversas áreas. Pode ser adaptado.

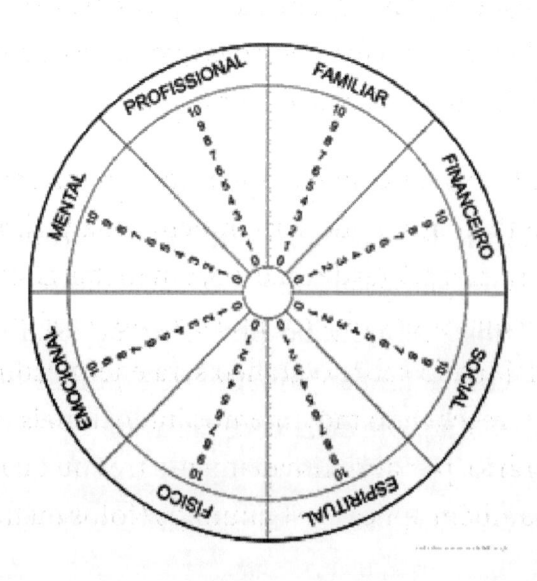

Alta Vitalidade

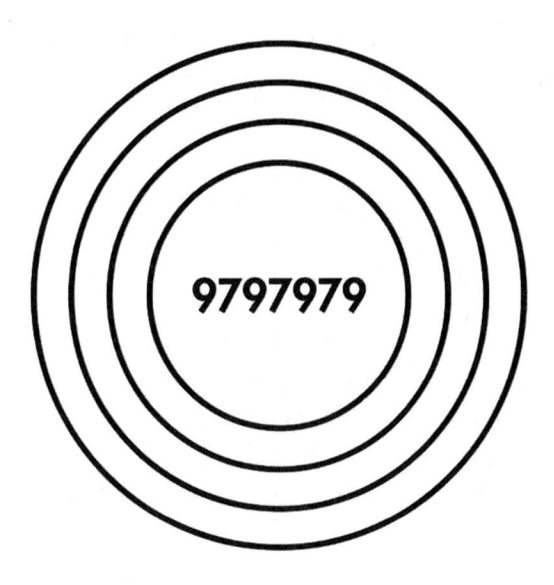

9797979

Esse gráfico foi criado por H. O. Busby, pesquisador e radiestesista australiano, em 1959, e desde então temos registros de inúmeros usuários por todo o mundo comprovando sua ação benéfica em plantas, animais e pessoas. Como o nome já diz, ele pode ser usado para pessoas que estão doentes, com baixa imunidade ou com baixa energia vital.

Como trabalhar com o gráfico: colocar em seu centro uma pedra de leito de rio, pode ser também uma pedra preciosa ou semipreciosa, um cristal de quartzo, um metal, alimentos, remédios, água e quaisquer objetos que precisem ser energizados. O objeto posicionado sobre o gráfico será energizado com auxílio do pêndulo, recebendo movimentos intencionais (forçados) no sentido horário, por aproximadamente três ou quatro minutos. Podemos também aplicar testemunhos (fotos ou fios de cabelo) para que a pessoa receba energia vital. Depois, deve-se colocar esse testemunho em um gráfico radiônico para transmissão de energias a distância, como um telerradiador, por exemplo. Uma única pedra energizada, se colocada em uma parede, pode transferir energia para toda a casa num prazo de 24 horas.

Os objetos energizados podem ser colocados em gavetas, carros, móveis, sob o travesseiro, e até serem carregados pela pessoa. Em plantas ou pequenos animais, para evitarmos excesso de energia, deve-se colocar o objeto a 90 centímetros de distância e, no caso de água energizada para regar, diluí-la em 50%.

Triluxor

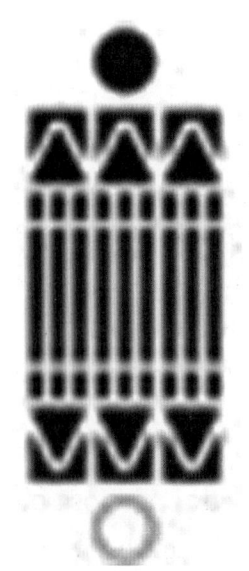

O Luxor ou Barra Atlante é de origem egípcia. Sua eficácia é considerada prodigiosa em três domínios particularmente: proteção, cura e intuição.

O Triluxor possui marcação Norte e Sul (círculos branco e preto), e três Barras Atlante (uma ao lado da outra) que, nesse gráfico, atuam como um ótimo dispositivo "antiondas nocivas".

Cruz Ansata

Composto por um círculo, uma Pilha Cósmica e um decágono, esse gráfico pode ser usado na cura de doenças físicas e mentais, para reequilíbrio, harmonização de pessoas, etc. Atua como um captador e inversor de energia. Se inserirmos uma energia no alto da Cruz Ansata, vamos obter o seu oposto, ou seja, a energia necessária para a cura. Também podemos direcionar e focalizar nossa energia mental para purificar o astral de ambientes, aumentar vendas no comércio, entre outras finalidades.

Como utilizar:

Devemos escrever em um pedaço de papel o objetivo que queremos alcançar, porém ao contrário. Por exemplo: para o objetivo de encontrar um emprego, devemos escrever apenas "desempregado".

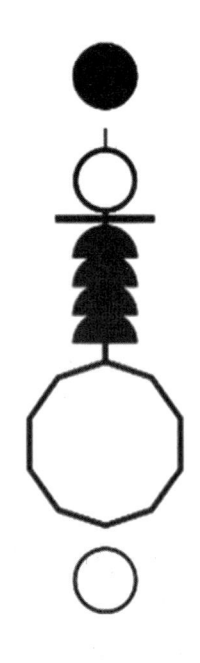

O objetivo deve ser escrito de forma clara, com o menor número de palavras possível e colocado no decágono para que possa ser potencializado, por mais ou menos 20 minutos.

A Pilha Cósmica vai ampliar a energia gerada pela Cruz Ansata e a direciona para o decágono, logo abaixo, onde está o testemunho.

Gráfico dos Três Círculos

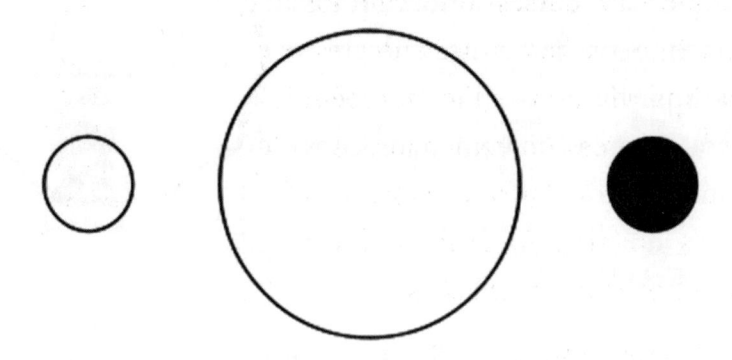

Esse gráfico tem três círculos, um maior no centro e os dois menores marcando o Sul e o Norte (na cor preta). É o mesmo gráfico que já demonstramos anteriormente, com o pêndulo cromático. Também fazemos uso desse gráfico quando desejamos ajudar uma pessoa a distância, para saber se a energia está entrando pelo chacra coronário. Colocamos o testemunho (ou fotografia) dentro do círculo maior e, com o pêndulo sobre a fotografia, damos o primeiro impulso, e esperamos; se ele cortar o gráfico no sentido Leste-Oeste, é porque a energia não está entrando corretamente. Para corrigir isso, colocamos uma pirâmide de cristal sobre o testemunho e sobre o ápice da pirâmide colocamos o pêndulo, que começará a girar em sentido horário. Esperamos até que ele pare naturalmente; quando isso ocorrer, é porque a entrada de energia já foi corrigida.

Decágono

Além de testemunhos naturais (cabelo, foto ou objetos), é possível obter testemunhos artificiais escrevendo o nome do que se deseja num papel, por exemplo. O Decágono é o gráfico usado na confecção desses testemunhos artificiais e na valorização de testemunhos naturais. Ele também elimina impressões e/ou vibrações indesejadas, concentra e valoriza as energias do próprio testemunho e impede novas impregnações.

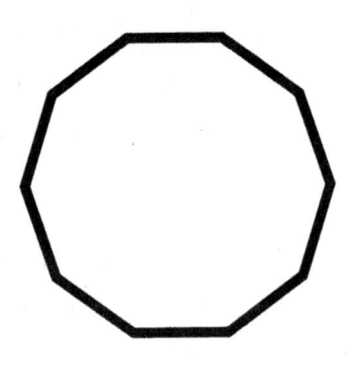

Sua aplicação deve-se às pesquisas dos irmãos Servranx, radiestesistas belgas que inovaram no campo da Radiestesia e da radiônica. A criação das palavras é sugerida pelo que elas representam e, desta forma, impregnam-se da essência daquilo que foi simbolizado. Entretanto, uma vez escrita a palavra, somente após três dias (no decágono) é que ela estará impregnada pelo raio de união do objeto representado. Essa ligação se dará por ressonância e o melhor modo de ativá-la é por meio do decágono. Para isso, basta colocar o testemunho (palavra) no centro do decágono.

Para eliminar a influência dos diferentes materiais empregados na confecção de um testemunho, ou do próprio decágono, convém realizar a aplicação por um período maior, a ser definido por intermédio de Radiestesia ou mesmo de intuição.

Com a ajuda do decágono, podemos também preparar remédios utilizando a "palavra testemunho" (nome do remédio). Colocamos um recipiente de vidro transparente com um pouco de água pura sobre o papel escrito e depositamos ambos no centro do decágono. Com este mesmo processo, podemos preparar remédios abstratos escrevendo, por exemplo: "remédio excelente para a cefaleia de..." ou "remédio eficaz para curar os males de...".

É preciso que o desenho do polígono (decágono) tenha os dez lados perfeitamente proporcionais. Quanto maior for o raio do decágono, mais eficaz será o processo envolvido na sua aplicação.

Pirâmide de Kéfren

Este gráfico também é usado para tratamento de saúde. Para isso, basta colocar o testemunho no ângulo que o pêndulo indicar.

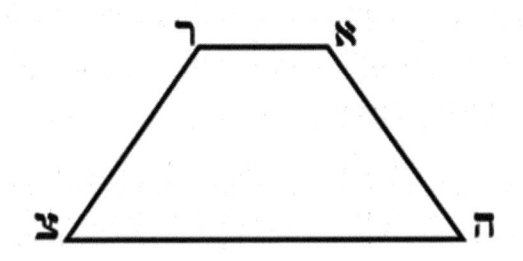

André Phillipe

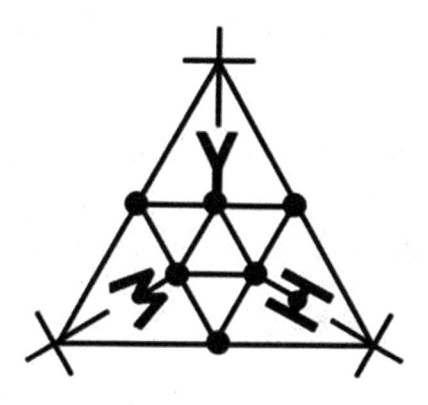

A eficiência deste gráfico foi comprovada em inúmeros testes a distância para eliminação de radiações nocivas sobre plantas de imóveis, máquinas agrícolas, computadores, eletrodomésticos, todos os tipos de veículos, sistemas elétricos de aquecimento, entre outros.

Existem gráficos para proteção, para cura, para equilibrar energias, para afastar o mal, etc. Todos são benéficos e eficientes, porém é preciso saber escolher qual a melhor opção para cada situação e não se confundir. Como você já deve ter notado, existem inúmeros modelos de gráficos, alguns com funções muito distintas, mas aparência similar; outros com funções similares, mas de aparências bem diferentes. Alguns possuem escritas em outros idiomas, como o hebraico, por exemplo, cuja grafia é muito precisa e as letras bem semelhantes, por isso é necessário sempre confirmar se o gráfico escolhido está correto e se a fonte é segura.

Um bom exemplo disso está no gráfico André Phillipe:

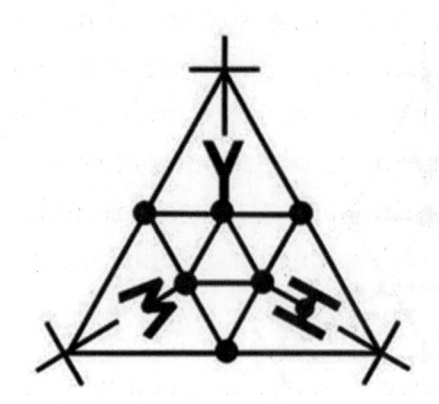

Gráfico André Phillipe 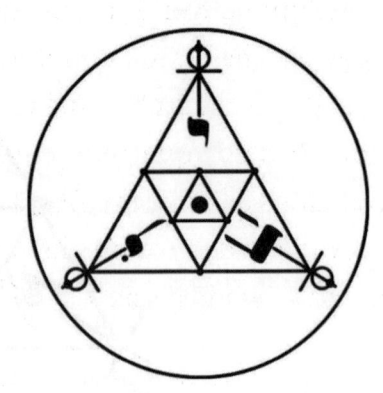   *Símbolo Compensador de André Phillipe Cabalístico*

O primeiro, criado pelo radiestesista francês André Phillipe, é um neutralizador de ondas; sua função é eliminar radiações nocivas, em maioria provindas de equipamentos eletrônicos, celulares, TV, rádio, torres elétricas, etc.

O segundo é um aperfeiçoamento do primeiro, inclui as letras em hebraico, que representam os três elementos da Santíssima Trindade, e está dentro de um círculo. É considerado muito eficiente sobre todos os planos, incluindo magias e assuntos espirituais. Ambos são muito parecidos, porém com funções distintas.

Também é possível combinar dois ou mais gráficos, bem como gráficos e instrumentos, a fim de intensificar os efeitos, como veremos a seguir:

André Phillipe com Diafragma

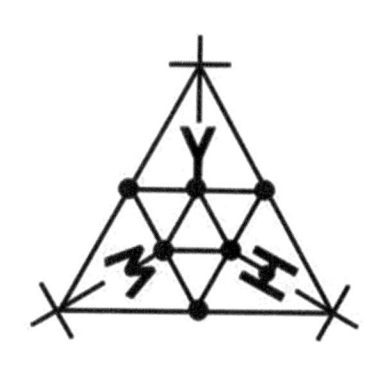

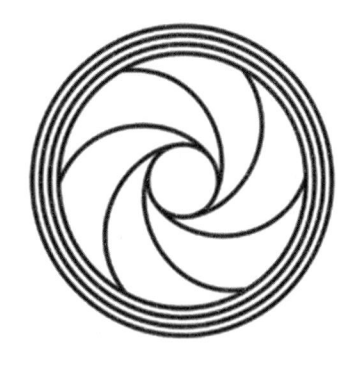

Estes gráficos servem para tirar energia negativa ou segurá-la, mesmo não sabendo o seu tipo. Verificando-se que a pessoa tem energia negativa, colocamos seu testemunho, após limpá-lo no Decágono, sobre o Diafragma (segundo gráfico). Em cima do testemunho colocamos o André Phillipe (primeiro gráfico). Sobre o André Phillipe colocamos uma pedra, que não é preciso ser de cristal. Deixamos o tempo necessário. Pode-se repetir a operação quantas vezes achar a pessoa negativa.

Diafragma

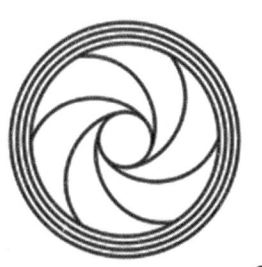

Sua utilização é variada, e a mais importante talvez seja o corte de energias negativas. Se uma pessoa está nervosa, basta colocar uma foto (ou fio de cabelo) da pessoa no centro do Diafragma e sobre ela colocar um quartzo rosa. Imediatamente a pessoa ficará tranquila. Quando se faz uso de pedras para pessoas com energia negativa, as pedras ficam negativas. Nesse caso o Diafragma pode ser usado para limpar essas pedras. Basta deixá-las no centro do diafragma por dez minutos. Uma pessoa impregnada de energia negativa também deixa seus objetos negativos. Por isso, à noite, quando for dormir, pode colocar no diafragma seus brincos, relógio, pulseiras, anéis, etc. Na manhã seguinte, tudo estará limpo para ser utilizado novamente.

Desimpregnador

Composto por um decágono, quatro círculos e setas no sentido de "força centrífuga", este gráfico possui as características do decágono de limpeza e valorização, porém, voltado mais ao plano do ser humano (físico e material), por ter os quatro círculos ao redor. Pode ser usado para limpeza astral, ou de energias sutis deletérias e, como o nome já diz, para desimpregnar pedras, objetos, cristais, bastões, testemunhos utilizados e que foram empregados em cura, auxílio ou harmonização de pessoas, plantas e animais. **Importante:** não colocar este gráfico dentro de casa, mas em uma área aberta.

Triângulo

O triângulo pode ser considerado a figura que representa o divino, assim como o número 3. Na mitologia, no Egito faraônico e em religiões antigas, como Cristianismo e Hinduísmo, podemos notar que a divindade sempre manifesta um aspecto tríplice. Para os chineses, representa o "caminho do meio", nem o bem nem o mal, mas a neutralidade entre essas duas forças antagônicas. Para os pitagóricos é a figura da perfeição, do Princípio, Meio e Fim. Isso mostra a importância universal desta figura.

Este gráfico pode ser usado para elevar os chacras inferiores. **Com a ponta voltada para cima** (sentido da escrita), para manifestar ou proporcionar um objetivo ou conhecimento superior; **com a ponta para baixo**, para equilibrar a atuação de forças no indivíduo, para auxiliar em meditação, visualização, concentração de forças psíquicas e sutis. Colocando-se cristais nas três pontas do desenho, podemos preparar o gráfico para um determinado fim. Podem-se usar pedras com seu poder referente à cor, ou programar de acordo com um objetivo. Coloque uma pedra no centro e ela receberá a energia concentrada das outras pedras. Pode-se também colocar no círculo o nome de uma pessoa que se queira beneficiar. Ou, ainda, colocar um copo com água em seu centro e fazer dele um excelente condutor de energias sutis para o corpo físico. Enfim, todas as formas de trabalho em Radiônica, Radiestesia, Cromoterapia e outras podem ser utilizadas com este gráfico. Use o pêndulo para definir tempo, forma de trabalho, tipos de pedras, se uso direto ou por testemunho. Com isso, já temos material suficiente para trabalhar com esse poderoso gráfico radiônico. Basta que se dedique e aprofunde seus conhecimentos, buscando na intuição o meio mais acertado de usá-lo.

Equilíbrio

Este gráfico é usado para equilibrar o mental e o emocional das pessoas. Os sinais acima dele são de um alfabeto secreto. Para uso, deve ser posicionado para o Norte. Colocamos no centro o testemunho, em seguida uma pedra (ou cristal) sobre o testemunho e uma pedra sobre cada um dos quatro triângulos do gráfico. Perguntamos ao pêndulo sobre quais pedras usar e, ao fazermos a pergunta, colocamos o indicador sobre cada triângulo. Uma ou duas vezes ao dia, retiramos as pedras e colocamos no diafragma para positivar.

Cruz Cósmica

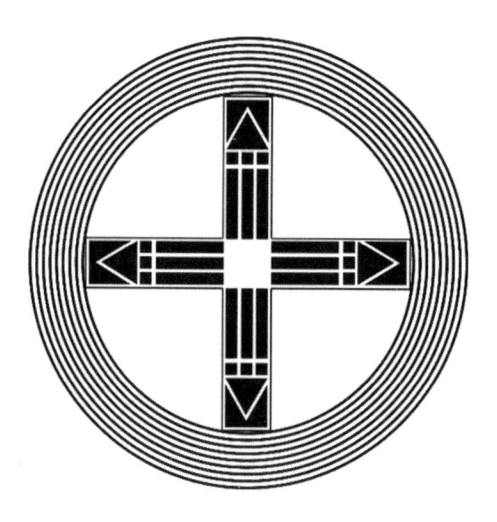

Este gráfico é composto de dois outros gráficos: o Nove Círculos e o Emblema Atlante. O **Nove Círculos** é um gráfico radiônico poderoso capaz de afastar o mal e proteger bens materiais, locais, objetos e seres vivos de energias negativas de ordem exterior. Já o **Emblema Atlante** tem o objetivo de neutralizar "ondas transportadas", resultantes do desequilíbrio cosmo-telúrico existente em qualquer lugar, circundando em cada um de nós. A conjunção desses dois gráficos forma a cruz cósmica, que tem o poder de proteger pessoas das forças negativas, inclusive as emanadas por si. Podem-se fazer perguntas ao pêndulo sobre a cruz cósmica, para se ter a garantia de respostas mais seguras, mais confiáveis, pois ele capta uma energia mais forte. É uma garantia para não haver interferências negativas.

Importante: não utilizar testemunhos neste gráfico, quando o estiver usando para fazer perguntas.

Nove Círculos

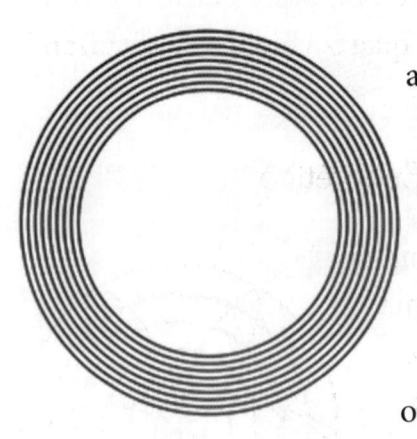

Além das funções já citadas anteriormente, este gráfico pode ser trabalhado a distância ou diretamente. Pode também ser colocado em um cristal de quartzo ou outra pedra para que se qualifique a forma de trabalho, individualizando o objetivo induzido.

Para trabalhar com uso de testemunho, deve-se colocá-lo no gráfico; sobre esse testemunho coloca-se o objetivo escrito e, se necessário, coloca-se uma pedra ou cristal (caso se conheça a aplicação das pedras), tudo isso posto nessa ordem e no centro do gráfico.

Nele, pode ser protegido inclusive algo abstrato, como um negócio a ser realizado ou uma decisão a ser tomada. Podemos proteger um bem contra roubo, desastres, incêndios ou qualquer tipo de destruição. Uma planta poderá ser protegida contra insetos ou doenças. Toda energia externa, com o intuito de desestruturar, distrair, obstruir, complicar, danificar ou prejudicar o "objeto" protegido pelo gráfico, será desviada do alvo.

Já uma pessoa poderá ser protegida contra uma série enorme de fatores externos, como inveja, ciúmes, assalto, trabalhos de magia, vibrações negativas intencionais de fracasso, ódio, etc. Por ocasião de um teste ou exame, por exemplo, a pessoa pode utilizar este gráfico para se proteger de pensamentos externos ao assunto do teste, não se distraindo e formando assim uma cúpula energética protetora; basta deixar em casa o gráfico e, sobre ele, um cristal de quartzo branco, mentalizando o dispositivo na hora do teste.

Irradiador Energético

É usado na irradiação e ampliação das energias sutis de uma gema, pedra ou cristal de quartzo natural (lapidado ou bruto). Ele irradiará essas energias por todo o ambiente no qual for colocado com a pedra. Na aplicação das pedras, que podem ser bolas de cristal, figuras, drusas (aglomerados) de qualquer tipo, você pode programá-la para atingir de forma mais pessoal e específica. Pode-se também irradiar energia para uma pessoa ou ambiente que estejam fora da localização do gráfico, desde que se faça uso de testemunhos. Para isso, deve-se colocar o testemunho no centro do gráfico e sobre ele a pedra programada, caso o operador saiba a técnica de programação ou conheça a aplicação da pedra.

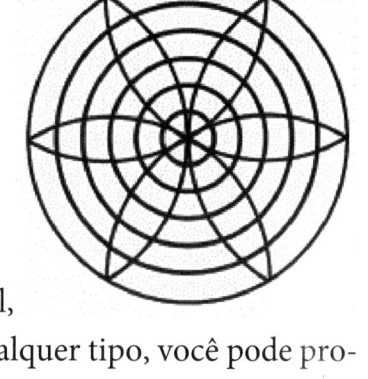

Espiral Cósmica

Este gráfico possui quatro losangos e uma espiral com abertura para baixo. Usamos para pedir sucesso profissional, nos negócios, na venda de bens, enfim, para qualquer tipo de iniciativa comercial ou empreendimento.

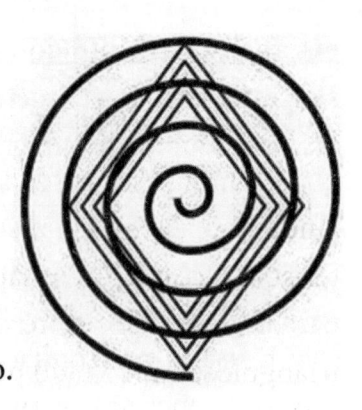

Desembaraçador

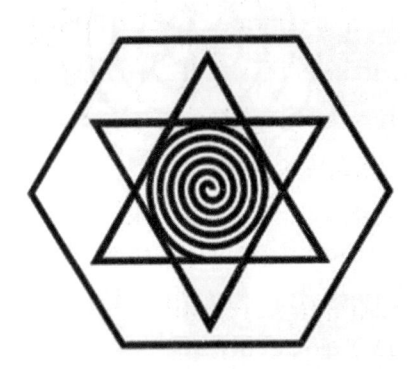

Composto por um hexágono, uma estrela de seis pontas e uma espiral, este gráfico é capaz de desobstruir e desembaraçar qualquer situação em que não se veja uma saída imediata ou, aparentemente, esteja fora de nosso alcance, e para casos ou situações em que já esgotamos nossa capacidade de compreender o problema. Pode ser usado para questões financeiras, materiais, sentimentais, emocionais, etc. É necessário colocar o objetivo da forma mais impessoal e isenta de interesses possível, seja no caso de encontrar um emprego, conciliar-se com alguém, tomar decisões ou encontrar opções.

Estrela de Seis Pontas

Este símbolo tem origem na mais remota Antiguidade. Porém, ainda hoje ele mantém suas características, como no passado. Ao separarmos as figuras, teremos dois triângulos, um voltado para cima e o outro para baixo. Podemos dizer que o triângulo voltado para baixo representa a graça divina voltada para a Terra e o outro representa o homem em busca de realização espiritual. Os triângulos entrelaçados manifestam o potencial unificador contínuo. Podemos usá-lo para elevar a consciência, harmonizar chacras, conciliar um ambiente espiritualmente conturbado, manifestar no plano físico a vontade do Plano Superior (e não a nossa), auxiliar em estudos profundos, aguçar a nossa intuição. Ele nos ajuda a entrar em contato com nosso EU SUPERIOR e a nos envolver em proteção espiritual.

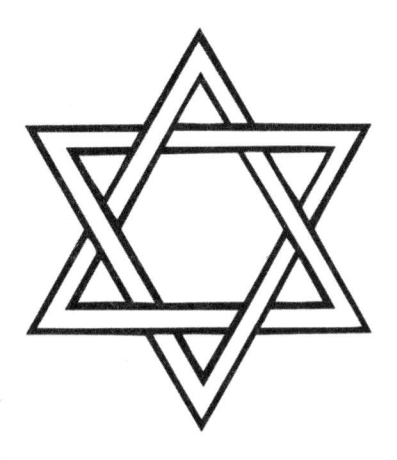

É possível utilizá-lo com todos os recursos de Radiônica e Radiestesia: colocando em seu centro testemunhos, cristais, pedras, ou mesmo para manter na mente uma percepção ou intuição canalizada. No ambiente usado para meditação ou relaxamento, fará com que o local fique equilibrado energeticamente e nos tornará mais receptivos.

Vesica Piscis – Estrela de Seis Pontas

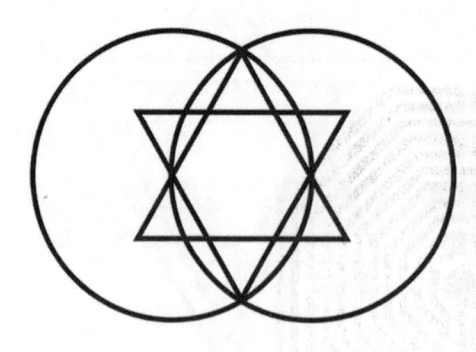

Este poderoso gráfico foi idealizado por um grupo de estudiosos de radiônica, que acabou o adotando como símbolo. Os dois círculos sobrepostos criam uma zona de interligação, anulando a forma horizontal que funciona como zona de acesso não linear do Pilar de Luz, no sentido interdimensional. Sobre a estrela de seis pontas, os autores Mac Ivor e La Forest publicaram em seu livro *Vibrações – Cura Através da Cor, Homeopatia e Radiônica*: "Tudo indica que a fonte, movimento e função da luz pode ser controlada nesta figura hexagonal misteriosa." Sua significação é extensa e aconselha-se pesquisar mais a fundo antes de usá-lo.

Em termos de aplicação prática, podemos dizer que este símbolo é excepcionalmente versátil para diversas funções: reprogramação, cura e comunicação interdimensional. A chave simbólica e energética aqui são o equilíbrio dinâmico, a harmonia interdimensional e a unificação com a luz. Todas as formas utilizadas em Radiônica e Radiestesia podem ser utilizadas em conjunto com este gráfico. Porém, um único requisito é indispensável ao seu uso: altos propósitos.

Labirinto

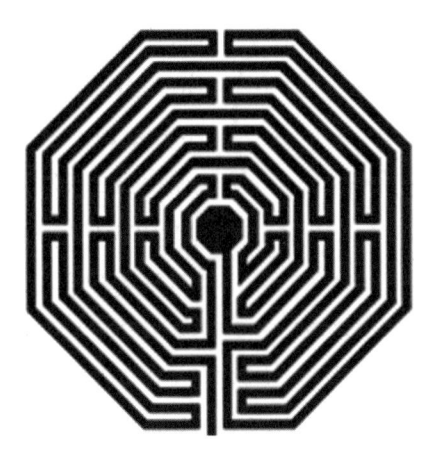

Os labirintos atuam como potencial energético muito favorável ao bem-estar do ser humano. É uma forma geométrica capaz de produzir energias sutis extremamente poderosas que atuam tanto no equilíbrio físico (vital) quanto na psique. Este labirinto é uma réplica do que existe na Catedral de Amiens, na França. No centro, temos vibrações de 18 mil angstrons, a mesma vibração que encontramos no interior da Câmara do Rei na Pirâmide de Quéops, uma energia que permite o restabelecimento da saúde e cura de doenças.

O labirinto pode ser usado para energizar água para fins terapêuticos, obter um sono tranquilo, curar dores de cabeça, insônia, proteger e limpar ambientes de energias telúricas ou vibrações indesejáveis, melhoria nos negócios, harmonia familiar, equilíbrio emocional e até mesmo expansão de consciência.

Proteção Espiritual

São seis hexágonos, com uma cruz ao centro. Na parte superior, vemos um círculo escuro que representa a marcação da direção Norte. Logo abaixo, temos um círculo menor (o Sol) e, na parte inferior dos hexágonos, temos um terceiro círculo (claro) que representa a marcação da direção Sul. O testemunho é colocado no centro e bastam dez minutos para se obter proteção espiritual por 48 horas.

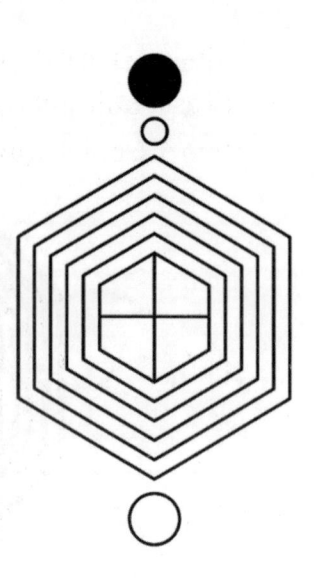

Turbilhão

Este gráfico nos auxilia a atingir objetivos materiais, tais como melhoria financeira, empregos, negócios, etc. No centro, coloca-se o objetivo, que deverá ser escrito em um papel branco, de preferência, e com tinta preta ou grafite, usando poucas palavras, que sejam claras e precisas.

Embora seja considerado um "precipitador de bens materiais" pelo sentido de seus arcos (giro anti-horário), devemos consultar a nossa consciência em relação aos nossos desejos e objetivos.

Pode ser usado em benefício próprio ou de outra pessoa; neste caso, utilizando o testemunho com foto ou fio de cabelo e o objetivo a ser alcançado, ambos colocados no centro do gráfico.

Turbilhão com Júpiter

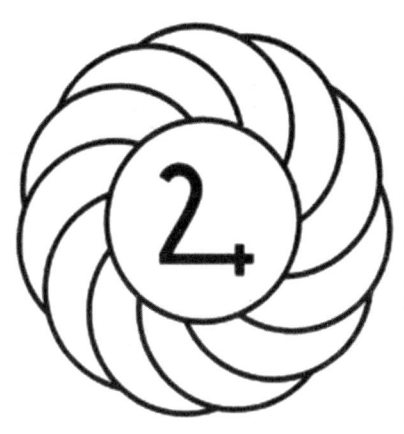

Usamos este gráfico para pedido de bens materiais, como comprar ou vender casas, procurar ou segurar emprego, resolver situações complicadas ou presas por burocracias.

Deve-se usar este gráfico apenas às quintas-feiras, em dia de Lua Crescente, Lua Cheia ou Lua Nova, **nunca em dias de Lua Minguante.**

Coloca-se o testemunho no centro e sobre ele três citrinos ou três esmeraldas, ou três piritas, ou um de cada.

Turbilhão com Sol

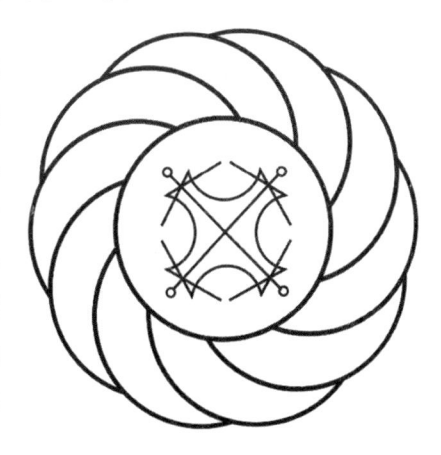

Usamos este gráfico para pedir prosperidade. O pedido deve ser feito aos domingos, mas apenas quando a Lua estiver Cheia, Nova ou Crescente. **Nunca quando a Lua estiver Minguante.** Colocar o pedido no centro e sobre ele a pedra do Sol. Também podemos usá-lo para crescimento espiritual e transformação interior.

Turbilhão com Vênus

Este gráfico pode ser usado para o amor ou para o emprego. O pedido deve ser feito às sextas-feiras, quando a Lua estiver Cheia, Nova ou Crescente, mas **nunca quando for Minguante**. Colocar o pedido no centro e, sobre ele, uma pedra amazonita, uma crisocola e uma malaquita. Para os pedidos de amor, usar a pedra rodocrisita.

Misto de Sete Círculos

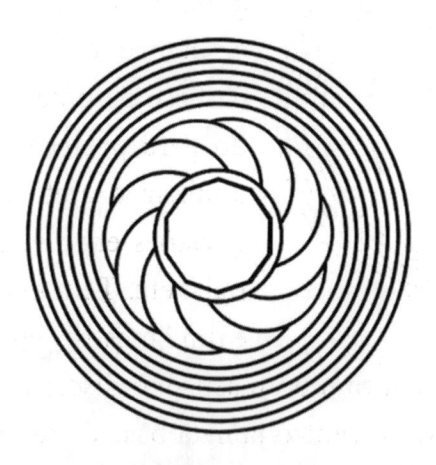

Este gráfico é um misto de sete círculos, um turbilhão e um decágono no centro. O decágono potencializa o testemunho e elimina as influências indesejadas nele. O turbilhão manifesta os objetivos nos planos densos (material e físico). E, por último, os sete círculos, cuja estrutura protetora e direcionadora envolve todo o resto. Por ser o 7 um número transmutador, esteja ciente de que a pessoa passará primeiro por um estágio agravado do problema, no qual enfrentará por si mesma seus males, para somente depois obter a solução. É preciso que essa pessoa também seja esclarecida a esse respeito e seja acompanhada no processo.

É usado para obter equilíbrio nos campos mental, psicológico, de relacionamentos, etc. Aplica-se também a pessoas com tendências duvidosas e incertas sobre a vida; ajuda em males superficiais orgânicos e físicos de origem psíquica e, além disso, pode ser usado para obter uma vida de relações mais equilibradas.

Gráfico dos Mestres

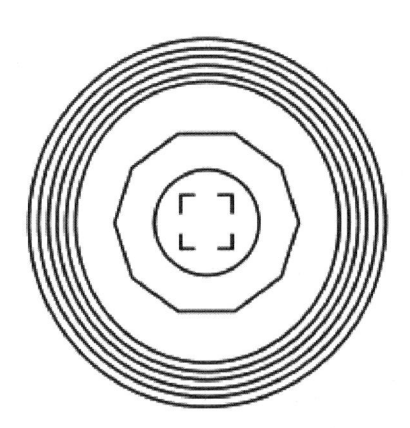

São seis círculos, um decágono, mais um círculo no centro e, dentro dele, a representação da base de uma pirâmide. É usado para proteção, harmonização familiar e afetiva, para acelerar questões envolvendo bens materiais, etc. Tem esse nome porque é um "mestre" em atuar no mental das pessoas, apura o bom senso, o discernimento e a compreensão. Como no centro já há a base de uma pirâmide, não devem ser colocadas pirâmides sobre ele, ou qualquer outro material em cima do pedido ou testemunho, exceto para pedidos de bem material; coloca-se, então, um pedaço de ouro (brinco, anel, corrente, desde que não tenha pedras ou coisas gravadas).

Para equilibrar relacionamento (afetivo, conjugal, de amizade, profissional, parental), use quartzo rosa e troque sempre que negativar. Em caso de doenças, usar somente quartzo branco. Na base da pirâmide, no centro do gráfico, uma das aberturas é negativa – esta deve ser sempre posicionada para o Norte. O testemunho ou o pedido não deve sair do perímetro da pirâmide. Nunca colocar o nome de duas pessoas em um mesmo testemunho. Se preciso, fazer dois testemunhos com nomes separados e colocar um sobre o outro.

Pirâmide Plana

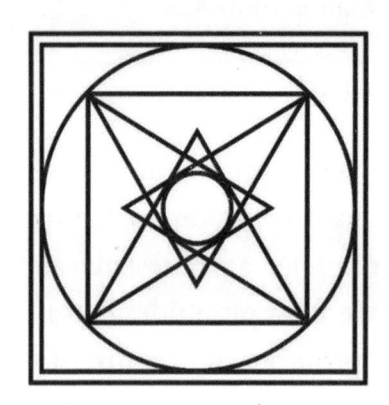

Graficamente representa uma pirâmide vista de cima. É usada para neutralizar energias negativas. O testemunho vai no centro sobre o círculo. Também alivia dores quando colocada sobre a região afetada. Pode ser usada para conseguir bens materiais, para atingir metas materiais, arrumar emprego, ou ainda, como último recurso, quando todas as possibilidades de solução já se esgotaram.

V

Pentáculos, Pantáculos e Talismãs

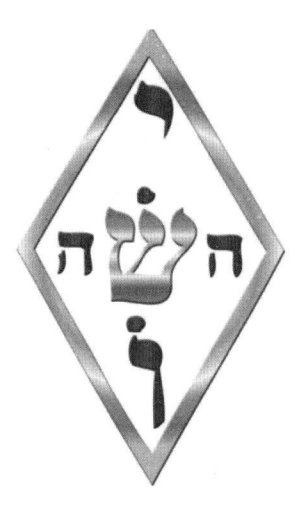

É comum que algumas pessoas tenham dúvidas sobre a diferença entre esses três itens. Por isso, vamos falar a seguir sobre as definições e funções de cada um.

Talismã: é tudo o que dirige sobre nós uma influência desejada, afastando uma energia maléfica ou receosa. É de caráter impessoal, ou seja, pode ser usado por qualquer pessoa. Para que o talismã produza o efeito desejado, é necessário que seu possuidor esteja consciente de sua ação e tenha uma vida pautada dentro da moral. É indispensável que o talismã acompanhe sempre seu possuidor. O talismã é um acumulador de energias positivas.

Pentáculo: o prefixo PENTA vem da palavra grega que quer dizer cinco. Logo, é a representação de uma estrela de cinco pontas, considerada nesta área como um símbolo de proteção. O nome "pentagrama" também se refere a uma estrela de cinco pontas, porém, é mais utilizado pelos ocultistas.

Pantáculo: o prefixo PAN vem do grego e significa TUDO. Sua irradiação é muito forte e de longo alcance. Diferem dos talismãs porque são de uso exclusivo da pessoa a quem se destina. Ele age mesmo sem estar em contato direto com seu possuidor, e até mesmo sem que ele saiba de seu poder de ação.

O pantáculo é um acumulador de forças, atraindo sobre as pessoas fluidos benéficos, sendo um elemento de proteção eficaz contra forças maléficas. Pantáculos podem ser usados isoladamente ou em conjunto de dois ou três, conforme necessidade.

Pantáculos de Cura

Pode-se dizer que todos os pantáculos são de cura, porque são empregados para curar ou remediar diversos tipos de necessidade: doenças físicas, psíquicas ou do campo emocional, como sentimentos não correspondidos (causadores de perturbações).

Pantáculo Universal de Cura

É necessário notar que sua orientação tem grande importância. O Sol (à direita) deve ficar orientado para Leste e a Lua para o Oeste. Desse modo, a cruz que está no centro ficará voltada para o Norte-Sul magnético. A fotografia do doente deve ser colocada sobre o pantáculo, com a cabeça para o Norte.

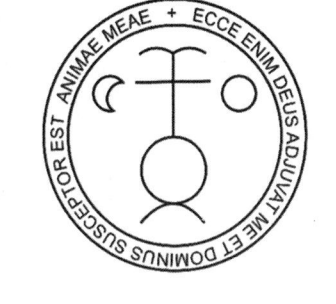

Pantáculo de Cura Oculta

Quando alguém sofre por alguma doença natural, que não tenha sido motivada por feitiço ou maldição, emprega-se este pantáculo, cobrindo-o com a fotografia da pessoa enferma. Deve-se escrever o nome do doente debaixo da estrela, no espaço entre a ponta inferior da estrela e os caracteres. Quando se deseja o efeito rápido, coloca-se o conjunto todo no telerradiador.

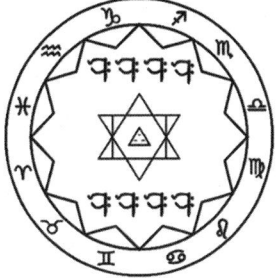

Pantáculos de Proteção

Nesses pantáculos são empregados símbolos aos quais se atribuiu certo poder de defesa contra as forças que se deseja afastar ou anular. Seguem exemplos de pantáculos protetores de grande poder:

Adonay

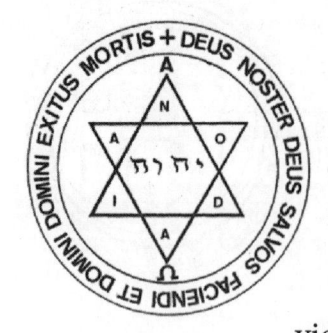

Este pantáculo nos protege em todos os grandes perigos. De morte, na desesperança, quando abandonado por todos, ou na completa miséria. É impossível que, armado com este Pantáculo, não sintamos um raio de vida, de esperança e de salvação.

Nome Místico-Cabalístico de Jesus

O nome místico de Jesus no centro do losango faz deste um pantáculo poderoso, usado para expulsar as más vibrações. Protege contra visitantes indesejáveis e noturnos.

É também um pantáculo de descarga e age contra doenças causadas por espíritos do mal.

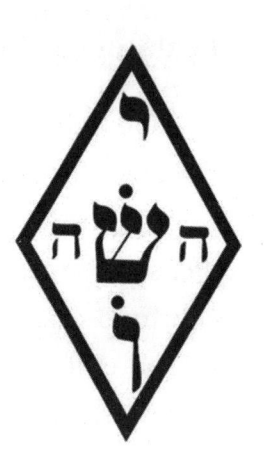

Pantáculos dos Arcanjos

O **Pantáculo do Arcanjo Miguel** combate toda classe de feitiçarias, assim como a obsessão ou possessão dos maus espíritos. Para tratamento, escreve-se o nome do doente debaixo dos caracteres. Quando se quer descobrir qualquer trabalho oculto por inimigos, pode-se usá-lo também.

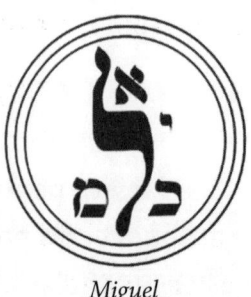

Miguel

Usamos o **Pantáculo do Arcanjo Uriel** quando desejamos ser instruídos sobre qualquer assunto de interesse material ou espiritual, quando estamos indecisos, sem saber que caminho tomar. Para obter revelações, tanto de caráter espiritual quanto material.

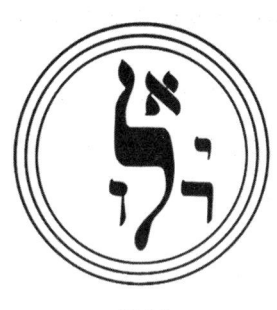

Uriel

Quando se quer receber notícias de alguém, emprega-se o **Pantáculo do Arcanjo Gabriel**. Ele também auxilia na obtenção de um mestre, no plano físico ou no plano espiritual. Para obter a cura ou alívio de enfermidades fortes, como chagas, lepra e câncer, escreve-se o nome do doente logo abaixo das letras em hebraico. Podemos também colocar este pantáculo no aparelho telerradiador com a fotografia do doente.

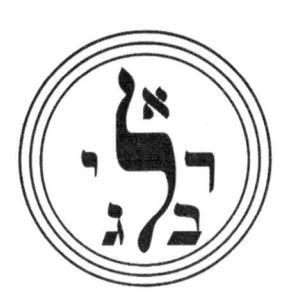

Gabriel

O **Pantáculo do Arcanjo Rafael** pode ser usado quando se precisa fazer uma viagem arriscada, perigosa, por mar ou terra. Ajuda a obter meios de subsistência, livra o caminho de bichos venenosos e outros perigos. Facilita a conquista de bons amigos e pode auxiliá-los. Combate enfermidades da visão e doenças morais. Usado também para casos desesperadores e para obter êxito no que se espera.

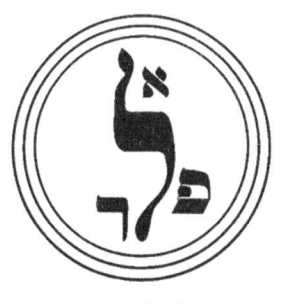

Raphael

Monograma de Cristo

Este pantáculo é um sinal de triunfo e de grande proteção para obter uma graça que muito se deseja. Guarda contra todo inimigo e especialmente contra as más influências. Defende contra o raio, preserva das feridas de todas as armas, conserva a boa saúde ou ajuda no restabelecimento, auxilia na cura de chagas, mesmo da lepra, e é contra afecções graves. Os que estão ameaçados de perderem a visão podem usá-lo para que o mal não aumente ou não se agrave.

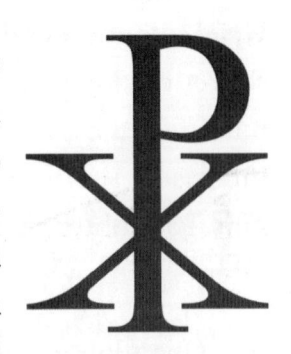

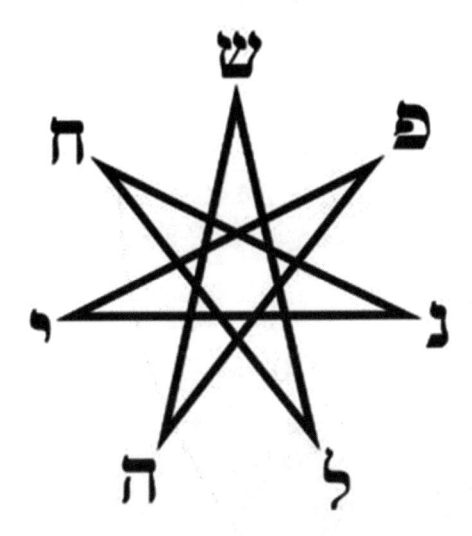

Estrela Sopro de Vida

Essa estrela com sete pontas é um símbolo de harmonização do corpo astral, é o equilíbrio entre o espírito e a matéria. A essência divina é simbolizada pelas três pontas voltadas para cima, e a matéria, que seria a concretização física, é simbolizada pelas quatro pontas voltadas para baixo.

Pentáculos, Pantáculos e Talismãs 143

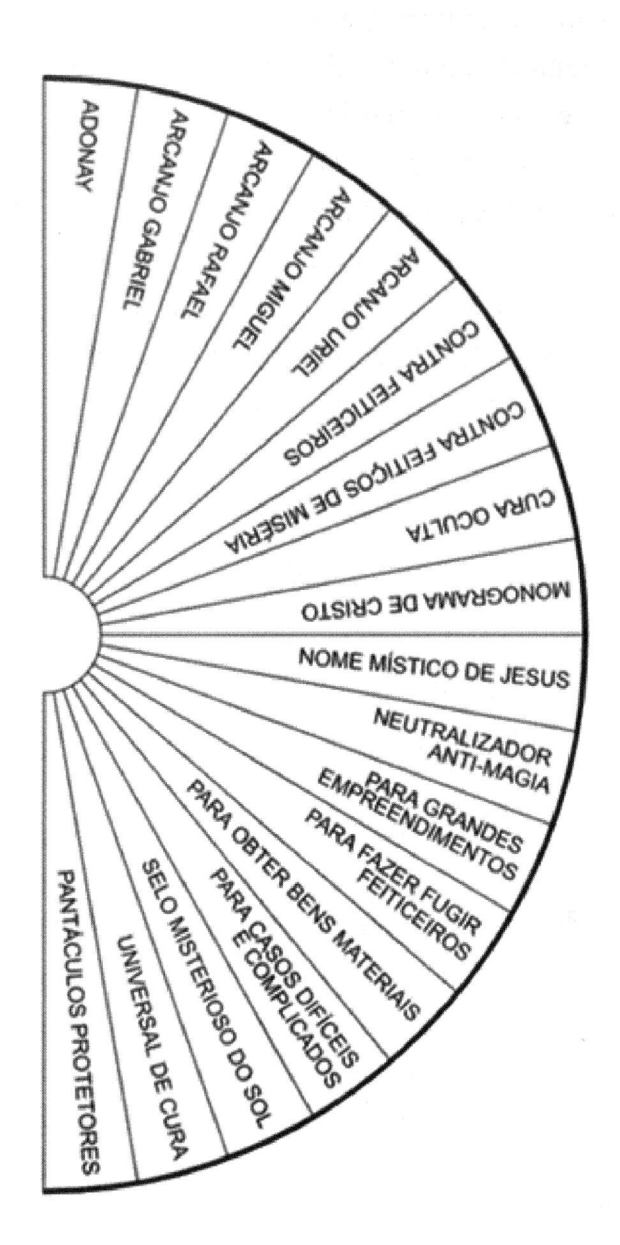

É possível utilizar um **Gráfico de Pantáculos** para nos ajudar a definir qual o pantáculo ideal para cada caso.

- ADONAY
- ARCANJO GABRIEL
- ARCANJO RAFAEL
- ARCANJO MIGUEL
- ARCANJO URIEL
- CONTRA FEITICEIROS
- CONTRA FEITIÇOS DE MISÉRIA
- CURA OCULTA
- MONOGRAMA DE CRISTO
- NOME MÍSTICO DE JESUS
- NEUTRALIZADOR ANTI-MAGIA
- PARA GRANDES EMPREENDIMENTOS
- PARA FAZER FUGIR FEITICEIROS
- PARA OBTER BENS MATERIAIS
- PARA CASOS DIFÍCEIS E COMPLICADOS
- SELO MISTERIOSO DO SOL
- UNIVERSAL DE CURA
- PANTÁCULOS PROTETORES

Uso: Colocar a foto ou testemunho no meio da Estrela, pode-se usar com pedras, cristais, etc. É ideal também fazer orações para desejar harmonia para a pessoa que está sendo equilibrada. Perguntar ao pêndulo para qual direção a letra *Shin* (ש) deverá ficar direcionada e quanto tempo a pessoa deve permanecer no gráfico.

Selo Misterioso do Sol

Este talismã é usado na busca pela felicidade nos empreendimentos. Obtenção de respeito e lealdade. É utilizado também para encontrar coisas perdidas.

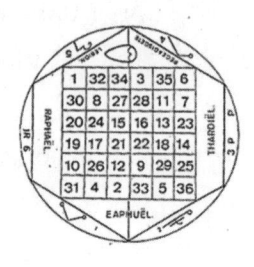

Caráter do Sol

É um símbolo de poder, prosperidade e saúde. Chamam-no de criador, luz, perfeito, poderoso, glorioso, brilhante, radiante, caminho, virtude. Canal de entrada de energia cósmica.

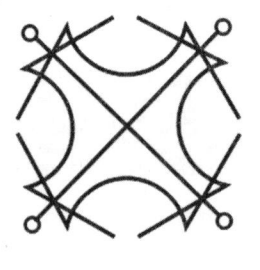

Para resolver casos difíceis e complicados

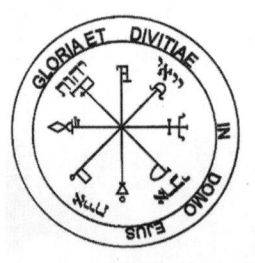

Este selo deve ser usado na hora favorável de Saturno. Ajuda a resolver casos difíceis e complicados, como já diz o nome. Favorece os grandes empreendimentos, principalmente com relação a terras, construções, etc. É utilizado também para alcançar riquezas, fama, honras e dignidade.

Pentáculos

Estrela Pentagrama

Um poderoso símbolo mágico, muito usado desde a Antiguidade. Dentre os símbolos cabalísticos, aos quais os espíritos obedecem, o Pentagrama é certamente um dos mais poderosos. Entre as várias definições, pode simbolizar o Homem, os reinos da Natureza, os cinco sentidos, etc.

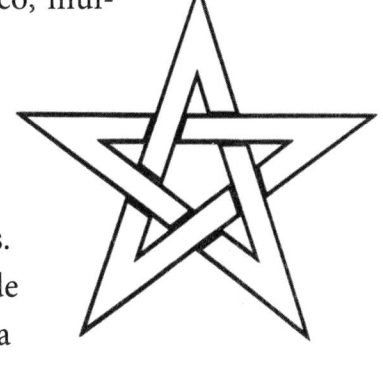

Mostra também o poder do Homem sobre os reinos inferiores, atente aqui para o significado de "poder" e "inferiores". Significa a proteção contra agentes do mal, segurança, iluminação. Druidas, magos e alquimistas usavam este símbolo como protetor contra espíritos maléficos e forças demoníacas. Representa, em outro nível de compreensão, a alegria, a felicidade, o "poder" da realização.

Tem poder de cura, proteção, iluminação, realização, autoaprimoramento, crescimento interior e muito mais poderá ser atingido com este antigo e poderoso pentáculo que pode também ser usado como gráfico radiônico.

Estrela Pentagrama (com nome de Jesus)

A estrela de cinco pontas com o nome de Jesus em hebraico vem sendo utilizada desde a Antiguidade para afastar o mal.

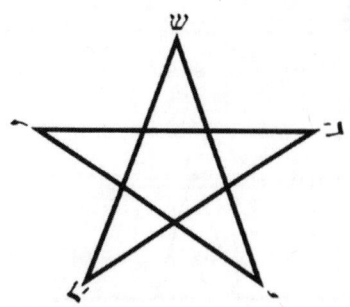

É considerada um símbolo sagrado por estar relacionada com o microcosmo ou o homem infinito, o homem perfeito.

Sua funcionalidade é variável, pois a direção das pontas pode mudar o caráter da operação. Usando a letra *Shin* (ש) como referência: Quan- do direcionada para o **Norte**, é altamente positiva, dissolve a negatividade e dá proteção. Para o **Sul**, faz aumentar a força. Para o **Leste**, pode ser usada para quebra de magias. Para o **Oeste**, é usada para limpeza.

A foto da pessoa pode ser colocada no meio da estrela e a determinação precisa da direção da ponta pode ser prospectada com o pêndulo.

Observação: existem muitos outros tipos de Pantáculos, Pentáculos e Talismãs. Vale a pena pesquisar para descobri-los e conhecer as funções de cada um.

Radiestesia e Ética

Trabalhar com Radiestesia requer não apenas conhecimento, mas também responsabilidade e muita ética. Lidar com sentimentos e emoções humanas não é tarefa fácil. Não podemos colocar nossos desejos e opiniões acima da verdade, é preciso ser resiliente e disponível para o que fomos chamados a fazer. Devemos ser coerentes com nossa vida, vivendo de acordo com o que é bom, de maneira exemplar, buscando boa saúde e equilíbrio. Se assim o fizermos, seremos, com certeza, capazes de curar muitos males.

É preciso, acima de tudo, que sejamos inteiramente honestos, transparentes e busquemos fazer o melhor para aqueles que vêm em busca de nossa ajuda, não usando nossos dons e nossa sensibilidade para iludir ou apenas em benefício próprio.

Além disso, devemos levar sempre em conta que não somos portadores da sabedoria suprema, o que significa que muitas vezes as coisas não ocorrem segundo nossa vontade, ou que nossa vontade não é o melhor a acontecer, pois acima de nós está a vontade de Deus. Precisamos respeitar que tudo deve seguir as leis naturais e que ainda estamos sujeitos às leis de Causa e Efeito. Contudo, não devemos desistir de nossos objetivos, caso respeitem o bem de nossa consciência. Ouça sempre sua voz interior, sua intuição, e confie.

Mensagem da Autora

Encontrei na Radiestesia as respostas que eu tanto procurava e fico feliz de agora poder partilhar com as pessoas o que de melhor aprendi durante todos estes anos: fazer o bem é o melhor que podemos fazer.

O que mais importa é o que somos por dentro, em nossa alma. Esse corpo físico que nós temos agora um dia se acabará; é apenas um empréstimo que o Pai nos faz para guardarmos temporariamente nosso corpo espiritual.

Nós somos o que pensamos e o que sentimos, por isso temos de amar, pensar positivo, acreditar sempre que tudo dará certo e que vamos crescer cada vez mais, porque fazemos o bem. É a "lei da atração". Se atraímos para nós nossos semelhantes, precisamos nos questionar que tipo de pessoas estamos escolhendo ser.

O Pai criou nosso Universo com lei e ordem. O próprio Jesus nos disse que devemos amar uns aos outros e fazer o bem ao próximo. Muitas pessoas se perdem brigando por causa de bens materiais (casas, ouro, heranças) e levam suas vidas cheias de negatividade, tornando-se pesadas demais. Sua sintonia será apenas com o mal e, assim, elas o atrairão por onde forem.

Ódio, inveja, ambição, todo tipo de maus pensamentos e sentimentos geram doenças físicas, psíquicas e emocionais em nós. Mas, felizmente, pela Radiestesia, podemos nos curar e encontrar uma vida mais plena.

Se somos capazes de interferir em certas energias sobre nós mesmos, sobre nosso ambiente e o mundo, então, por que não as transformar em algo bom? Fazer do mundo um lugar melhor é o melhor que devemos fazer enquanto passamos por ele.

Daqui não levaremos nada, apenas o bem que fizermos.

Manoela Costa Lima Valente

MADRAS® Editora
CADASTRO/MALA DIRETA

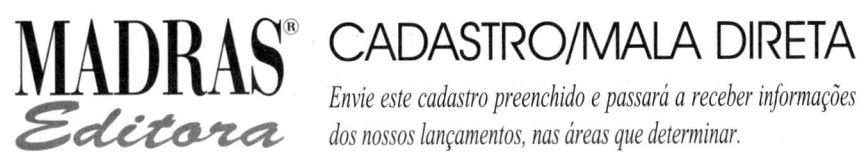

Envie este cadastro preenchido e passará a receber informações dos nossos lançamentos, nas áreas que determinar.

Nome _____
RG _____ CPF _____
Endereço Residencial _____
Bairro _____ Cidade _____ Estado ____
CEP _____ Fone _____
E-mail _____
Sexo ❑ Fem. ❑ Masc.   Nascimento _____
Profissão _____ Escolaridade (Nível/Curso) _____

Você compra livros:
❑ livrarias   ❑ feiras   ❑ telefone   ❑ Sedex livro (reembolso postal mais rápido)
❑ outros: _____

Quais os tipos de literatura que você lê:
❑ Jurídicos   ❑ Pedagogia   ❑ Business   ❑ Romances/espíritas
❑ Esoterismo   ❑ Psicologia ❑ Saúde   ❑ Espíritas/doutrinas
❑ Bruxaria   ❑ Autoajuda   ❑ Maçonaria ❑ Outros:

Qual a sua opinião a respeito desta obra? _____
_____

Indique amigos que gostariam de receber MALA DIRETA:
Nome _____
Endereço Residencial _____
Bairro _____ Cidade _____ CEP _____

Nome do livro adquirido: ***A Radiestesia e Seu Uso Terapêutico***

Para receber catálogos, lista de preços e outras informações, escreva para:

MADRAS EDITORA LTDA.
Rua Paulo Gonçalves, 88 – Santana – 02403-020 – São Paulo/SP
Tel.: (11) 2281-5555 – (11) 98128-7754
www.madras.com.br

MADRAS® Editora

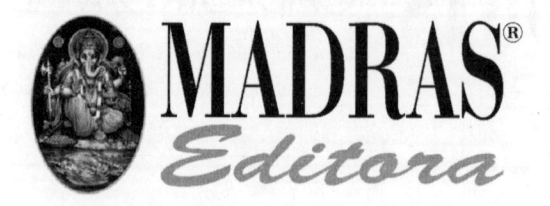

Para mais informações sobre a Madras Editora,
sua história no mercado editorial
e seu catálogo de títulos publicados:

Entre e cadastre-se no site:

www.madras.com.br

Para mensagens, parcerias, sugestões e dúvidas, mande-nos um e-mail:

marketing@madras.com.br

SAIBA MAIS

Saiba mais sobre nossos lançamentos,
autores e eventos seguindo-nos no facebook e twitter:

@madrased

/madraseditora